DAS
KINDERHAUTBUCH

Liebevoll beschützt ins Leben

Kinderdermatologin Dr. med. Antje Söller

Dermatologe Dr. med. Stefan Duve (Herausgeber)

DAS KINDERHAUTBUCH
Inhalt

Vorwort Dr. med. Antje Söller

Die Haut unserer Kinder ist etwas ganz Besonderes und gleichzeitig höchst sensibel. Ob sie gesund ist oder nicht, lässt sich vielfach schon von außen erkennen. Auch deswegen bereiten Symptome am größten Organ unseres Körpers den Eltern besondere Sorgen. Als Mutter von zwei Kindern weiß ich nur zu gut, dass mitunter eine gewisse Verunsicherung in Bezug auf richtige Pflegemaßnahmen und die Einschätzung von Hauterscheinungen herrscht.

Dabei ist oft schon die richtige Pflege ein Hauptpfeiler der Therapie und somit Grundlage einer gesunden Hautentwicklung – egal ob bei empfindlicher Babyhaut oder bei Akne geplagter Teenagerhaut. Die Haut eines jeden Kindes ist und reagiert unterschiedlich und daher sollte die Pflege individuell auf Ihr Kind abgestimmt sein. Aber benötigt die Haut meines Kindes überhaupt besondere Zuwendung? Wenn ja, welche Pflege ist die beste? Wann sollte ein Hautarzt zurate gezogen werden? Wer hilft mir an dieser Stelle weiter?

Um diese Fragen zu beantworten und Ihnen zu helfen, Verunsicherungen zu überwinden, haben wir in unserem KINDERHAUTBUCH wichtige Informationen über die Kinderhaut, einen Überblick über häufige Hauterscheinungen und kinderdermatologische Krankheitsbilder sowie Pflegetipps zusammengestellt.

Durch Gespräche mit befreundeten Eltern und den Angehörigen meiner kleinen Patienten in der Praxis stelle ich immer wieder fest, wie wichtig eine vertrauensvolle Zusammenarbeit zwischen Kind, Eltern, Kinderarzt und Hautarzt ist. Sie bildet die Basis, um Missverständnisse und Vorurteile auszuräumen. Denn oft führen Hautkrankheiten gerade bei jungen Betroffenen auch zu psychischen Belastungen. Hier wollen wir zu einem offenen Miteinander auf der Basis von fundiertem Wissen ermutigen.

Unser KINDERHAUTBUCH soll Ihnen dabei mit verständlichen Informationen auf dem neuesten wissenschaftlichen Stand helfen. Hand in Hand können wir dann mit Eltern und Kindern einen Weg finden, durch frühzeitige und fachkundige Diagnostik und Therapie unnötig schweren Verläufen vorzubeugen.

Erfreulicherweise haben die meisten Kinder eine schöne, unproblematische Haut. Die wichtigste Aufgabe für uns Eltern ist, sie gut im Auge zu behalten, was bei Babys und kleinen Kindern schon im Rahmen der täglichen Pflege- und Schmuserituale eine Selbstverständlichkeit ist. Muttermale und andere Hautveränderungen sollten jedoch auch bei den Größeren hin und wieder angeschaut werden. DAS KINDERHAUTBUCH berät Sie, in welchen Situationen Sie Ihr Kind selbst behandeln können. Das jeder Krankheit zugeordnete Ampelmodell zeigt aber auch, in welchen Fällen es ratsam ist, den Haut- oder Kinderarzt zu konsultieren.

So wird DAS KINDERHAUTBUCH zum ständigen Begleiter und informativen Wegweiser für die gesunde Entwicklung der Kinderhaut, von Beginn an bis zur Pubertät – damit sich unsere Kinder zu jeder Zeit in ihrer Haut wohlfühlen.

Ihre Dr. med. Antje Söller

Vorwort Dr. med. Stefan Duve

Heute ist unsere Haut deutlich mehr Herausforderungen ausgesetzt als noch vor ein paar Jahren. Umwelteinflüsse, Stressfaktoren und ein erhöhtes Allergieaufkommen gehen nicht spurlos an ihr vorbei. Das gilt besonders für die Haut eines Kindes. Sie ist dünner, empfindlicher und auch schutzloser.

Wie gehe ich mit Hauterkrankungen richtig um? Was ist die beste Pflege für mein Kind? Das fragen sich zu Recht viele Eltern, verunsichert durch viele, oft sich widersprechende Berichte in den Medien. Allein die vielen Internetforen, in denen sich vor allem betroffene Mütter austauschen, verwirren vielfach nur und bieten nicht immer medizinisch gesicherte Lösungen. Über Allergien, Akne und Neurodermitis kursieren in diesen Foren viele, zum Teil höchst fragwürdige Therapieansätze, die das Leiden eines Kindes nicht selten nur verschlimmern und damit unnötig in die Länge ziehen.

Als ästhetisch tätiger Dermatologe werde ich in meiner Praxis mit vielen Fällen von Akne und Neurodermitis konfrontiert. Bei Akne kommen nicht wenige Eltern mit ihren Kindern zu spät. Nämlich dann, wenn bereits die Narbenbildung eingesetzt hat. Das hätte in vielen Fällen verhindert werden können, wenn man die Krankheitsschübe richtig gedeutet und entsprechend behandelt hätte.

Keine Frage, Neurodermitis und Allergien sind längst zu Volkskrankheiten geworden. Nicht zuletzt aufgrund meiner eigenen Erfahrungen als Atopiker, der als Kind sehr unter verschiedenen Allergien gelitten hat, und meiner Tätigkeit in einer Schweizer Neurodermitis-Klinik habe ich mich über fast zwei Jahrzehnte intensiv mit diesem Thema auseinandergesetzt. Ich weiß aus eigenem Erleben, wie hilflos sich Eltern manchmal fühlen, wenn ihr Kind mit einem neuen Krankheitsschub zu kämpfen hat oder eine Hautirritation, die auf eine

Erkrankung hindeutet, für Unsicherheit sorgt. Genau diese Ängste wollen wir mit dem KINDERHAUTBUCH abzubauen helfen.

Gerade bei Hautkrankheiten, die schnell chronisch werden können, sind die Schulmedizin und ihre Erfahrungen hilfreich. Gleichzeitig sollte man aber auch für alternative Behandlungsmethoden offen sein und über manche Grenzen hinausdenken. Schließlich verbessern sich die Erfolgsaussichten mit einem ganzheitlichen Therapieansatz, der auch die Ernährungsgewohnheiten und die familiären Umstände des Patienten berücksichtigt.

Für mich als Mediziner gilt darum: Wer heilt, hat recht. Das bedeutet auch, dass wir alte Behandlungsmethoden, die es seit Jahrzehnten, manchmal schon seit Jahrhunderten gibt, wieder mehr ins Bewusstsein rücken müssen. Das gilt insbesondere für die Ernährung und Pflege von Babys und Kleinkindern. All diese umfangreichen, vielfältigen Erkenntnisse sind in DAS KINDER-HAUTBUCH eingeflossen.

Anhand des Quickfinders und Notfallfinders können Sie als Eltern eine mögliche Hauterkrankung schon vorab richtig einschätzen und wissen dann genau, was als Nächstes zu tun ist. Das nimmt in jedem Fall unnötige Ängste und erleichtert auch im Gespräch mit dem Dermatologen oder Kinderarzt das Verständnis.

Ihr Dr. med. Stefan Duve

Mit heiler Haut ins Leben

Ein Kind gesund und glücklich ins Leben zu schicken, ist eine Aufgabe mit großer Verantwortung. Wir alle wünschen uns, dass sich unsere Kinder zu gesunden und starken Persönlichkeiten entwickeln, deren Körper und Seele eine stabile Einheit bilden. Denn wie schon der römische Dichter Juvenal vor fast 2000 Jahren wusste: „Mens sana in corpore sano". Ein gesunder Geist wohnt in einem gesunden Körper. Der Haut (griech. derma; auch Kutis von lat. cutis) kommt dabei als schützender Barriere nach außen eine besondere Bedeutung zu. Sie bildet aber nicht nur die Grenze zwischen unserem Inneren und der Umwelt, sondern bietet als größtes Organ unseres Körpers die besten Voraussetzungen, auf positive und negative Reize sofort reagieren zu können. Dabei ist die Haut von Kindern noch sehr viel anfälliger und sensibler als die von Erwachsenen – man spricht nicht ohne Grund von „zarter" Baby- und Kinderhaut. Die Haut von Babys und Kleinkindern ist noch nicht vollständig entwickelt und häufig trockener als bei Erwachsenen. Talg- und Schweißdrüsen sind zwar ausgebildet, passen sich aber erst im Laufe der ersten Monate an. Dabei ist die Haut durch den permanenten Kontakt mit der Umwelt großem Stress ausgesetzt. Keime, Witterungseinflüsse, Ernährung, aber auch die zunehmende Schadstoffbelastung in der Luft können die Hautgesundheit beeinträchtigen.

Um Schaden abzuwenden, hat sich unsere Haut zu einem wahren Wunderwerk an Funktionalität entwickelt. Sie verfügt nicht nur über enorme Selbstheilungs- und Regenerationsmechanismen, sondern schützt uns auch vor Umwelteinflüssen und Krankheitserregern. Ihre mehr als vier Millionen Rezeptoren lassen uns Kälte und Hitze spüren, was die Haut zu einem wichtigen Element bei der Regulierung der Körpertemperatur macht. Als Sensor- und Schaltzentrale für viele unserer Sinneswahrnehmungen lässt sie uns Schmerz fühlen aber auch Lust empfinden und vermittelt uns Zärtlichkeit und Wohlbefinden.

Unsere Haut verdient deshalb ganz besondere Aufmerksamkeit und Pflege – von Geburt an. Denn die Weichen für eine lebenslang gesunde Haut werden bereits in frühester Kindheit gestellt.

Kapitel 1

Hautnah – Berührung, Wärme, Geborgenheit

Hauptsache zärtlich –
sinnliche Wahrnehmung über die Haut

Das geht unter die Haut

Hautnah – Berührung, Wärme, Geborgenheit

Hauptsache zärtlich – sinnliche Wahrnehmung über die Haut

Hautkontakt ist in unserem Leben von existenzieller Bedeutung

Unser Alltag ist von Berührungen geprägt. Ein Händedruck, eine Umarmung, ein flüchtiger Kuss oder das Kuscheln auf dem Sofa – der zwischenmenschliche (Haut-)Kontakt begegnet uns überall. Dabei berühren wir einander instinktiv. Wir nehmen weinende Kinder auf den Arm, ohne darüber nachzudenken, und wir halten die Hand derer, die wir lieben. Denn einander berühren macht glücklich. Jede liebevolle Berührung lässt das Herz schneller schlagen, regt die Durchblutung an und stärkt die Abwehrkräfte.

Darüber hinaus hat der Kontakt von Haut zu Haut einen positiven Einfluss auf den Hormonhaushalt. Angenehme Berührungen führen zur verstärkten Ausschüttung des „Kuschelhormons" Oxytocin, das nachweislich das Schmerzempfinden senkt und Stress abbaut. Ein besonders hoher Oxytocinspiegel wird bei Müttern während des Stillens nachgewiesen. Das hormonell gesteuerte Bedürfnis der Mutter nach Nähe zum Kind sichert den Babys nicht nur lebensnotwendige Nahrung, sondern stärkt auch die gegenseitige emotionale Bindung. Als angenehm empfundener Hautkontakt reduziert auch das Stresshormon Kortisol, welches bei hoher Konzentration im Blut das Immunsystem schwächen und damit Hauterkrankungen zum Ausbruch bringen kann.

Das geht unter die Haut

„Die Haut ist der Spiegel der Seele", so sagt der Volksmund. Redewendungen wie „das juckt mich nicht" oder „das ist zum aus der Haut fahren" weisen auf die enge Verbindung von Haut und Psyche hin. Nur das, was „unter die Haut" geht, berührt uns tatsächlich.

Die Haut stellt die sichtbare Grenze zwischen uns und der Außenwelt dar und beeinflusst wie kaum ein anderes Organ unser äußeres Erscheinungsbild. Das gilt auch schon für Babys, Kinder und Jugendliche.

Die Haut spricht

Um Gefühle und die innere Verfassung eines Menschen abzubilden, verfügt die Haut über ihre eigene Sprache. Denn das Empfinden von Sinnesreizen und der Ausdruck von Gefühlen über die Haut unterliegen der Physiologie des Menschen. Das vegetative Nervensystem reicht bis in die oberste Hautschicht. Hier sorgen besondere Botenstoffe für eine Verbindung zwischen den Nerven und den Immunzellen der Haut. Unter Stress oder bei großer Anspannung reagiert die Haut dann beispielsweise mit Pickeln oder Rötungen, in schlimmeren Fällen können auch Ekzeme oder andere Hauterkrankungen auftreten.

Der Mensch offenbart sich mit nichts so sehr wie mit der Beschaffenheit seiner Haut. Die Haut zeigt die Individualität, die Besonderheit eines jeden Menschen. So ist nicht nur jeder Fingerabdruck unter Milliarden von Fingerabdrücken einzigartig, jede Hautpartie mit ihren Flecken, Fältchen oder sogar Narben ist Ausdruck der Persönlichkeit. Als Kommunikationsorgan teilt die Haut tiefste Gefühle mit. Sie errötet vor Scham, Wut oder Freude, sie schwitzt in Stresssituationen und wird bleich vor Schreck.

Die Sprache der Haut ist universell. Die Haut erzählt aber nicht nur von flüchtigen Gefühlsregungen. Häufig weisen Erkrankungen der Haut auf tiefe innere Konflikte hin. Der zunehmende Leistungsdruck in den Schulen beispielsweise gehört zu den Faktoren, die in Bezug auf die steigende Anzahl von Hauterkrankungen bei Kindern und Jugendlichen eine Rolle spielen können. Hohe Erwartungen durch die Eltern, gepaart mit dem Unvermögen, diesen zu entsprechen oder auch eigene überzogene Leistungsansprüche suchen sich gerade bei Teenagern häufig ein Ventil über die Haut.

Belastende Situationen können bei Menschen mit einer Veranlagung zu atopischen Hautkrankheiten (siehe Kapitel 3.4.) die körperlichen Symptome zum Ausbruch bringen oder ein bereits vorhandenes Krankheitsbild verstärken. In der Psychosomatik wird davon ausgegangen, dass viele Patienten mit Neurodermitis auch Probleme mit Berührungen und zu großer Nähe haben. Sie fühlen sich „nicht wohl in ihrer Haut".

Kratzspuren an der Seele

Während der embryonalen Entwicklungsphase werden das Nervensystem, das Gehirn und die oberste Schicht der Haut (Epidermis) aus dem gleichen Zellmaterial gebildet, dem Ektoderm. Dieser gleiche entwicklungsgeschichtliche Ursprung von Gehirn, Haut und Nerven liefert eine Erklärung für die Verflechtung von Haut und Psyche. Denn die Haut hat von Anfang an eine direkte Verbindung zu unserem Nervensystem und zu unserer seelischen Verfassung. Sie reagiert mit diesen auf Belastungen, Veränderungen, Freude, Leid, Angst, Erregung und nahezu alle bekannten Emotionen.

Wenn die Seele krank ist, leidet auch die Haut. Umgekehrt führt ein durch eine Hautkrankheit verändertes Hautbild bei Kindern nicht selten zu Angst vor Ablehnung oder Stigmatisierung. Kinder können besonders grausam sein, wenn es darum geht, ihre Rangordnung in der Gruppe zu definieren und andere alleine aufgrund eines optischen Makels aus der Gemeinschaft auszuschließen. Später, in der Pubertät, ist eine makellose Haut wichtiges Schönheitsattribut im Ringen um Anerkennung.

Betroffene, die sich über die Ursachen ihrer Hauterkrankung nicht im Klaren sind oder darüber nicht sprechen können, leben in einem Zustand von körperlichem Dauerstress. Die Folge ist ein Teufelskreis, der immer wieder Hautkrankheiten wie Schuppenflechte, Neurodermitis, Akne, Herpes oder Nesselsucht auslösen kann.

Bei den meisten Krankheiten kann jeder Patient selbst entscheiden, ob er mit anderen Menschen über sein Leiden spricht. Bei Hautkrankheiten stellt sich diese Frage in vielen Fällen nicht, denn durch die Offensichtlichkeit des Leidens konfrontieren die Betroffenen oft zwangsläufig jeden, der ihnen gegenübersteht, mit ihrer Krankheit.

Die erste Reaktion des gesunden Gegenübers ist meist eine zögernde und doch merkliche Unsicherheit oder gar Ablehnung, und häufig der Versuch, körperlicher Berührung auszuweichen. So können Hautkrankheiten zwischenmenschliche Beziehungen belasten und das Selbstbewusstsein der Betroffenen schwächen.

Deswegen sollten neben der Behandlung der Haut auch immer psychologische Aspekte beachtet werden. Nur so können mögliche Hintergründe und Ursachen der Erkrankung erkannt und bei der Therapie berücksichtigt werden.

Für Kinder ist es in den meisten Fällen noch schwerer als für Erwachsene, psychisch belastende Faktoren zu erkennen und in Worte zu fassen. Eine sensible Wahrnehmung und gegebenenfalls ein psychologisches Gespräch mit dem Kind, aber auch mit den Eltern können hier zur Klärung möglicher Ursachen beitragen.

Als Spiegel der Seele interpretiert schließen viele Menschen von der kranken Haut auf eine ebenso angegriffene Psyche. Doch nicht jede Hautkrankheit ist auch gleichzeitig Ausdruck einer kranken Seele. Als „Kommunikationsorgan" steht die Haut auch in engem Kontakt mit den inneren Organen und ist somit wichtiges Instrument bei der Diagnose internistischer Beschwerden. Pusteln, Äderchen, Rötungen, vermehrtes Schwitzen, Juckreiz oder weiße Flecken können auch erste Anzeichen von Störungen innerer Organe sein.

Fälschlicherweise wird von einer Hautkrankheit mitunter auch auf mangelnde Hygiene der betroffenen Person geschlossen. Aber auch die (meist unbegründete) Angst vor Ansteckung führt oft zu Unsicherheiten und Missverständnissen. So wurde beispielsweise die deutsche Badeordnung, wonach Patienten mit Schuppenflechte aus dem Schwimmbad verwiesen werden konnten, erst 2006 auf Initiative des Psoriasis-Bundes geändert. Mehr Toleranz und mehr Information können hier den Alltag von vielen Betroffenen wesentlich erleichtern.

Die enge Verbindung zwischen Psyche und Haut erkennend lässt sich diese auch im Rahmen der Behandlung nutzen. So reagiert die kranke Haut positiv auf Entspannungstechniken wie autogenes Training, Yoga oder Meditation, die dem Stress entgegenwirken und damit die Immunkraft der Haut stärken. Krankenkassen und Verbände bieten hierzu spezielle Kurse für Kinder und Jugendliche an. Denn wer ausgeglichen mit seiner Erkrankung umgehen kann und sie als einen Bestandteil seines Körpers akzeptiert, erhöht die Wahrscheinlichkeit, dass sich das neu gewonnene innere Gleichgewicht positiv auf den Zustand der Haut auswirkt. Der Betroffene fühlt sich wieder „wohl in seiner Haut".

Ein glückliches und möglichst stressfreies Leben ist die beste Basis, um Hauterkrankungen wie Schuppenflechte oder Neurodermitis einzudämmen. Bei jeder Therapie muss jedoch immer der Patient als Individuum mit seinen persönlichen Lebensumständen im Vordergrund stehen. Denn in ihrem Verlauf gleicht keine Hautkrankheit der anderen und ist so individuell wie die Psyche eines jeden Menschen.

Kapitel 2

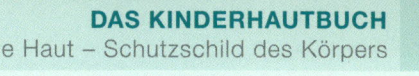
Die Haut – Schutzschild des Körpers

Aufbau und Funktion

Faktoren, die den Hautzustand verändern

Die Haut – Schutzschild des Körpers

Aufbau und Funktion

Das „schönste Kleid des Menschen" nannte der amerikanische Schriftsteller Mark Twain die Haut. Sie umhüllt jeden Menschen maßgeschneidert und macht ihn unverwechselbar. Dabei ist die Haut alles andere als oberflächlich. Sie ist ein Kraftwerk, das rund um die Uhr im Einsatz ist, um zu regenerieren, Keime abzuwehren, Energie zu produzieren und Giftstoffe auszuscheiden. Die Haut erfüllt lebenswichtige Funktionen für den Körper, und häufig gibt bereits die Hautoberfläche Auskunft über Gesundheit und Wohlbefinden eines Menschen. Trotz oder eben wegen ihrer Größe ist die Haut erstaunlich anpassungsfähig und vielseitig. Etwa zwei Quadratmeter Oberfläche umfasst sie bei einem Erwachsenen. Sie wiegt ca. 16% des Körpergewichts. In jedem Quadratzentimeter befinden sich durchschnittlich vier Millionen Zellen, 5000 Sinneszellen, 200 Schmerzpunkte, 100 Schweißdrüsen, 15 Talgdrüsen, 12 Kälte- sowie zwei Wärmepunkte, fünf Haare und vier Meter Nervenfasern. Am dicksten und damit widerstandsfähigsten ist die Haut an den Fußsohlen. Dem gegenüber ist die Haut an den Augenlidern, den Lippen und den Geschlechtsorganen besonders dünn und verletzlich.

Der Aufbau der Haut

Die Haut umfasst an jeder Stelle des Körpers drei Hauptschichten: die Oberhaut (Epidermis), die Lederhaut (Dermis) und die Unterhaut (Subcutis).

Die Oberhaut

Die Oberhaut ist nur zwischen 0,03 und 0,05 Millimeter dick und als äußerste Schicht unmittelbar den Einflüssen der Umwelt ausgesetzt. Sie besteht aus unterschiedlichen Lagen: Hornschicht (Stratum corneum), Körnerschicht

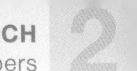

(Stratum granulosum), Stachelzellenschicht (Stratum spinosum) und Basalschicht (Stratum basale). Die oberste Schicht, die Hornschicht, bildet die Oberfläche sowie den Fett- und Säuremantel der Haut. Sie verfügt über keine eigenständige Durchblutung. Die Hornschicht besteht aus mehreren Lagen Hornzellen, die wie Ziegelsteine einer Hausmauer übereinander liegen. Die fettreiche Substanz zwischen den einzelnen Hornzellen fungiert bildlich als Mörtel zwischen den Ziegelsteinen. Von ihrem Zustand und von ihrem Feuchtigkeitsgehalt hängt ab, ob sich die Haut glatt und geschmeidig oder rau und rissig anfühlt. An mechanisch besonders beanspruchten Körperstellen wie den Fersen und den Handflächen entwickelt sich meistens eine besonders dicke Hornschicht – die sogenannte Hornhaut.

Die Hornschicht ist bei Geburt noch nicht vollständig ausgebildet, was die Haut von Babys zwar weich und zart, aber auch sehr empfindlich macht. Feuchtigkeit geht schnell verloren und negative Umwelteinflüsse können leichter eindringen. In der untersten Schicht der Oberhaut werden ständig neue Hautzellen gebildet. Diese wandern langsam innerhalb von 28 Tagen durch die einzelnen Hautschichten an die Hautoberfläche und ersetzen dort Zellen, die beispielsweise beim Waschen oder durch Reibung abgestoßen werden. In der Körnerschicht befinden sich auch Langerhans-Zellen und T-Lymphozyten, die für das Immunsystem und die Abwehrfunktion der Haut verantwortlich sind. Sie spielen bei allergischen Reaktionen eine wichtige Rolle, da sie Mikroorganismen unschädlich machen und deren Informationen weitergeben, so dass diese bei erneutem Kontakt sofort erkannt und abgewehrt werden können. Zwischen den Basalzellen liegen Pigmentzellen und Merkelzellen. Pigmentzellen (Melanozyten) bilden das Melanin.

Dieses körpereigene Farbpigment wird in den Hornzellen von Haut und Haaren eingelagert und entscheidet über den Grad der Hautbräunung sowie die Haarfarbe bzw. den Hauttyp (siehe Kapitel 3.1.).

Die Anzahl der Melanozyten ist genetisch vorgegeben. Ein hellhäutiger Mensch kann daher auch unter extremer Sonneneinwirkung niemals dauerhaft dunkelhäutig werden. Als Schutzmechanismus wird bei starker UV-Strahlung die Melaninproduktion in den Melanozyten gesteigert, die Haut wird dunkler. Durch Reflexion und Absorption der schädlichen Teile des UV-Lichtes schützt Melanin die tieferen Hautschichten vor den schädlichen Folgen (Hautkrebs und Hautalterung). Doch trotz dieser natürlichen Schutzvorrichtung ist bei Sonnenbädern Vorsicht geboten, da der Schutz je nach Hauttyp unterschiedlich stark ausgebildet ist.

Die Merkelzellen leiten über das Rückenmark jede Berührungsempfindung an das Gehirn weiter und sind wichtig für das Tastgefühl. Die Basalmembran schließt die Oberhaut nach unten hin ab.

Lederhaut und Unterhaut

Unter der Oberhaut befindet sich die Lederhaut (Dermis), welche für die Reißfestigkeit und Elastizität der Haut verantwortlich ist. Die Lederhaut ist etwa ein bis vier Millimeter dick und wird aus zwei Schichten gebildet. Oben liegt die Papillarschicht (Stratum papillare), die aus lockerem Bindegewebe besteht. Sie verzahnt sich zapfenartig mit der Oberhaut. Die Papillarschicht enthält kleine Blutkapillaren, Rezeptoren und unterschiedliche Abwehrzellen wie Leukozyten, Plasmazellen und Mastzellen. Die Netzschicht (Stratum retikulare) darunter ist von Proteinen durchzogen, die der Haut Struktur geben: Kollagen für die Festigkeit und Elastin für die Dehnbarkeit der Haut. Kollagen und Elastin sind einem Alterungsprozess unterworfen. Glatte und straffe Haut ist so gesehen ein Privileg der Jugend und ohne entsprechende Pflege verliert die Haut mit den Jahren an Elastizität und wird faltig. Vor allem Sonne schädigt diese Fasern.

Als gut durchblutetes, von Lymphbahnen und Nerven durchzogenes Bindegewebe gewährleistet die Lederhaut die Versorgung der Epidermis mit Nährstoffen und Sauerstoff. Die Lederhaut enthält kleine Verdickungen, in welchen die Haarwurzeln (Follikel) stecken. Die Körperbehaarung wächst von hier aus durch Poren in der Oberhaut nach außen. In der Lederhaut finden sich außerdem Nerven-, Druck- und Vibrationsrezeptoren, glatte Muskelzellen sowie Schweiß- und Talgdrüsen.

Die Unterhaut (Subcutis) schließlich besteht aus lockerem Bindegewebe und Fettgewebe. Je nach Alter, Geschlecht, Körperregion, Hormonstatus und Ernährungsgewohnheiten sind unterschiedlich viele Fettkissen in das Bindegewebe eingebettet. Sie fungieren als Kälteschutz, Stoßdämpfer und Nahrungspolster für „schlechte Zeiten". Die Unterhaut grenzt an Organhüllen, Muskelschichten oder Knochenhaut und sorgt hier für die mechanische Verschiebbarkeit der Haut und den Schutz der inneren Organe. In der Unterhaut finden sich zudem größere Gefäße, Druckrezeptoren und Nerven.

Die Aufgaben der Haut

Die Haut bildet die mechanische Schranke zwischen dem Inneren des Körpers und der Umwelt. Bakterien, Viren, Pilze und andere Schadstoffe können die äußere Hautschicht nicht durchdringen. Das verhindert ein dünner Film aus Feuchtigkeit und Fetten, der von den Talg- und Schweißdrüsen abgesondert wird. Diese körpereigenen, sauren Substanzen halten einen pH-Wert von 5,5 aufrecht, der die Haut schützt und gleichzeitig ein Austrocknen verhindert. Glatte, geschmeidige Haut weist einen Feuchtigkeitsgehalt von 10 bis 20% auf. Mit zunehmendem Alter, bei starker Beanspruchung, im Fall von Schädigungen durch Chemikalien oder bei Hautkrankheiten wie beispielsweise der Neurodermitis trocknet die Haut aus. Ihre Oberfläche wird rau und rissig, der Feuchtigkeitsverlust setzt sich fort. Krankheitserreger, Allergene und andere Schadstoffe können leichter in die Haut eindringen.

Tritt dieser Fall ein, werden über zahlreiche Blutgefäße weiße Blutkörperchen an die betroffene Stelle geschickt, um den Eindringling zu bekämpfen. Die Haut verfügt über ein einzigartiges Abwehrsystem, das in der Lage ist, körperfremde Substanzen zu identifizieren und abzuwehren.

Eine weitere wichtige Aufgabe der Haut ist die Temperaturregulation durch Abgabe von Wasser über die Schweißdrüsen. Bei Hitze oder körperlicher Anstrengung wird der Organismus so vor Überhitzung geschützt. Die überschüssige Wärme im Körper verursacht eine Erweiterung der Blutgefäße in der Lederhaut, es wird mehr Schweiß produziert. Der Körper gibt überschüssige Wärme nach außen ab. Säuglinge können erst etwa ab dem 8. Lebensmonat richtig schwitzen und müssen deshalb vor übermäßiger Hitze geschützt werden!

Bei niedrigen Temperaturen verengen sich die Blutgefäße. Die Muskeln der Haut ziehen sich zusammen und die Härchen auf der Hautoberfläche richten sich auf – es entsteht eine „Gänsehaut". Wärme kann auf diese Weise gespeichert und ein rasches Auskühlen vermieden werden.

Über die Haut wird außerdem ständig Kohlendioxid abgegeben und Sauerstoff aufgenommen. Insgesamt macht diese Hautatmung zwar nur einen kleinen Teil der Gesamtatmung aus, sie trägt jedoch zur Entgiftung des Körpers bei.

Eine der wohl wichtigsten Aufgaben unserer Haut ist der Schutz vor UV-Strahlung: Würde die Haut nicht mit einer Bräunung auf Sonneneinstrahlung reagieren, könnten sehr schnell Sonnenschäden entstehen. Tumorerkrankungen sind hier die Folge, die erst Jahre, oft sogar erst Jahrzehnte nach dem ersten sichtbaren Schaden, dem Sonnenbrand, auftreten können.

Besonders wichtig ist richtiger und konsequenter Sonnenschutz bei Babys und Kindern, deren Haut noch nicht über die notwendige Schutzfunktion verfügt (siehe auch Kapitel 3.5.). Mit Hilfe des UV-Lichtes ist die Haut aber auch an der Erzeugung einer Vorstufe des lebenswichtigen Vitamin D beteiligt.

In ihrer multifunktionellen Besonderheit ist die Haut nicht zuletzt auch ein wichtiges Sinnesorgan. Rezeptoren in der Haut sorgen für die Übertragung von Reizen an der Hautoberfläche zum Gehirn. Druck-, Vibrations-, Temperatur- und Schmerzreize werden auf diese Weise wahrgenommen. Dabei gibt es entscheidende Unterschiede unter den Reizqualitäten: An eine veränderte Temperatur kann sich der Mensch beispielsweise gewöhnen, bei Schmerz funktioniert das nur bedingt. Das ist wichtig, damit der Schmerz seine Funktion als Warnzeichen behalten kann und eine heiße Herdplatte auch immer wieder als Gefahr wahrgenommen wird.

Der gesamte Organismus ist darauf angewiesen, dass die Funktionsfähigkeit der Haut nicht beeinträchtigt ist. Wird etwa nur ein Drittel der Haut durch Verätzungen oder Verbrennungen zerstört, können elementare Lebensfunktionen des Körpers nicht aufrechterhalten werden. Der Mensch stirbt. Daran läst sich erkennen, wie wichtig unser Hautorgan für das Gesamtsystem Mensch ist. Eine Schädigung oder Erkrankung der Haut kann gravierende Auswirkungen auf das gesamte Wohlbefinden haben – vor allem bei Kindern!

Faktoren, die den Hautzustand verändern

Die Haut ist ein lebendes Organ. Sie verändert nicht nur ihre Beschaffenheit im Verlauf eines Lebens mehrmals. Auch ihre physikalischen und chemischen Eigenschaften ändern sich ständig, um gegen Anforderungen wie beispielsweise Hitze oder Kälte gewappnet zu sein. Diese wertvollen Reaktionsmechanismen der Haut wurden lange Zeit unterschätzt. Heute weiß man, dass die Beschaffenheit der Haut nicht nur von den Genen beeinflusst wird. Auch innere (endogene) und äußere (exogene) Faktoren spielen bei der Gesundheit der Haut eine wesentliche Rolle. Wie früh oder spät sich erste Veränderungen im Hautbild zeigen, ist also von Mensch zu Mensch unterschiedlich und nicht zuletzt auch von der persönlichen Lebensweise abhängig. Mit einer entsprechenden Ernährung und der bewussten Pflege werden die Weichen für eine schöne und gesunde Haut häufig schon in der Kindheit gestellt.

Das berührt die Haut von innen

Am deutlichsten hängt die Hautbeschaffenheit eines jeden Menschen von der genetischen Disposition ab. Ist die Haut der Eltern intakt, haben Kinder meist gute Chancen auf ein ebenso positives Hautbild. Für problematische Haut gilt jedoch leider das Gleiche: auch fettige oder trockene Haut vererbt sich, ebenso wie die Disposition zu bestimmten Hautkrankheiten wie beispielsweise Neurodermitis (siehe Kapitel 3.4.)

Im Gegensatz zur vorzeitigen Hautalterung, die exogenen Faktoren unterworfen ist, folgt die biologische, endogene Alterung der Haut einem vorgegebenen genetischen Programm. Die Regenerationsfähigkeit der Zellen nimmt ab. So reduziert sich beispielsweise die Sekretbildung in den Schweiß- und Talgdrüsen und die Fähigkeit der Haut, Wasser zu binden. Als Folge wird die Haut trockener und ist leichter reizbar. Oberflächliche Verletzungen wie Risse oder Schnitte heilen mit zunehmendem Alter langsamer.

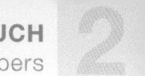
Die Bindegewebsfasern reduzieren sich, was zu einer nachlassenden Verflechtung und damit einer abnehmenden Stabilität der Haut führt. Die Durchblutung der Haut nimmt aufgrund verringerter Hormonproduktion ab.

Hormone können den Hautzustand entscheidend beeinflussen. Sie bestehen überwiegend aus Eiweißen (Peptidhormonen) oder aus Fetten (Steroidhormonen). Zu den Steroidhormonen zählen unter anderem die Geschlechtshormone Östrogen und Testosteron, die vor allem während der Pubertät Hautunreinheiten begünstigen. Aber auch das in der Nebennierenrinde gebildete Stresshormon Kortisol kann Hautirritationen hervorrufen und die Entzündungsbereitschaft des Körpers erhöhen. Was Hormone leisten, zeigt sich in den einzelnen Hautschichten: In der Oberhaut sorgen die Östrogene gemeinsam mit den Androgenen (männliche Hormone) für die Vermehrung der Hautzellen. Sie steuern hier die Tätigkeit der Hautdrüsen (Schweiß- und Talgproduktion) und Östrogene liefern außerdem den „Klebstoff" für die Verbindung der Hornhautzellen. In der Lederhaut verstärken Östrogene und Androgene das Kollagen und das Elastin, Östrogene sorgen außerdem für eine vermehrte Produktion von Hyaluronsäure. Schließlich fördern Östrogene in der Unterhaut gemeinsam mit dem Progesteron (Gelbkörperhormon) die Durchblutung und schützen die Nervenendigungen der Haut. Insgesamt sind Östrogen und Progesteron unverzichtbar für die Durchblutung der Haut. Die Östrogene erweitern die Blutgefäße, wohingegen das Progesteron dafür sorgt, dass sich die Blutgefäßwände zusammenziehen.

Aber auch internistische Erkrankungen wie beispielsweise Diabetes mellitus, Nieren- oder Leberinsuffizienzen und auch die Einnahme von Medikamenten können sich ungünstig auf das Hautbild auswirken. Antibiotika beispielsweise können zu Hautausschlägen führen, Hormonpräparate verstärken die Lichtempfindlichkeit, so dass ein Sonnenbad Pigmentveränderungen zur Folge haben kann.

Eine ausgewogene, aber auch eine falsche Ernährungsweise können sich direkt im Hautzustand widerspiegeln: Wird der Körper ausreichend mit Nährstoffen versorgt, bekommt die Haut ausreichend Sauerstoff und wird optimal durchblutet. Die Hautbarriere ist intakt, Wunden heilen zügig und schädigende Mikroorganismen werden abgewehrt. Die Gesundheit und Schönheit der Haut ist jedoch nicht an einen bestimmten Nährstoff gekoppelt. Vielmehr spielt das Miteinander von Vitaminen und Mineralstoffen die entscheidende Rolle. Wasser steht bei der Versorgung der Haut an erster Stelle. Es sorgt für ausreichend Feuchtigkeit von innen und transportiert Abfallstoffe aus den Zellen nach außen. Antioxidantien wie die Vitamine A, C und E sowie die Spurenelemente Selen und Zink schützen die Haut vor freien Radikalen. Antioxidantien sind die Schutzengel der Körperzellen. Sie bekämpfen die sogenannten freien Radikale, indem sie Oxidationsvorgängen entgegenwirken. Für eine schöne und gesunde Haut sollten Obst und Gemüse also ganz oben auf der Einkaufsliste stehen. Vor allem regionale Produkte der Saison, die keine langen Transportwege über sich ergehen lassen müssen, sind reich an Nährstoffen und versorgen die Haut optimal mit Vitaminen und sekundären Pflanzenstoffen wie Carotinoiden, Phytosterinen und Flavonoiden.

Was die Haut von außen verändert

Alles, was in den Körper gelangt, kann sich auf die Gesundheit der Haut auswirken. Doch auch äußere Bedingungen spielen eine wesentliche Rolle. Zu den wichtigsten Einflussfaktoren gehören dabei das Klima und die Umwelt, so kann auch die ständig steigende Schadstoffbelastung in der Luft zu Hautproblemen führen.

Zu den klimatischen Faktoren gehören Hitze, Kälte, Luftfeuchtigkeit und vor allem der Einfluss von UV-Strahlen. Besonders die Haut von Babys und Kindern, deren Immunfunktion noch nicht voll ausgebildet ist, sollte der UV-Strahlung möglichst nicht ausgesetzt werden (siehe auch Kapitel 3.5.)

Aber auch chemische Einflüsse können die Haut von außen schädigen. Selbst übermäßiges Waschen trocknet die Haut genauso aus wie die häufige Verwendung von pH-neutralen oder alkalischen Pflege- und Reinigungsprodukten. Auf der Haut befindet sich ein natürlicher, undurchlässiger Film aus Fett und Wasser, der Krankheitserreger abwehrt. Hauteigene Bakterien tragen ebenfalls zur Schutzwirkung bei. Diese Bakterien bevorzugen ein leicht saures Milieu. Für die richtige Hautpflege spielt daher der pH-Wert eine wichtige Rolle. Der pH-Wert der Haut ist normalerweise leicht sauer und liegt zwischen 5 und 6,5. Ein pH-Wert in diesem Bereich gilt als hautneutral oder hautfreundlich. Beim Baden jedoch geht ein Teil der sauren Fettschicht auf der Haut verloren, alkalische Badezusätze und Seifen unterstützen diesen Vorgang zusätzlich. Der natürliche Säureschutzmantel der Haut wird zerstört und das Risiko von Entzündungen steigt. Auch hier ist die Haut von Babys und Kindern besonders gefährdet. Die Wahl der Pflegeprodukte sollte daher mit größter Sorgfalt geschehen und in der Regel ist ein „Weniger" an Seife und Schaum ein „Mehr" für die Gesundheit der Haut (siehe Kapitel 3).

Trockene Haut kann auch eine Folge von Kälte bzw. Hitze sein. Bei Kälte ist die Haut deutlich weniger widerstandsfähig. Temperaturen unter acht Grad Celsius verursachen eine Reduktion der Talgproduktion, bei extremer Kälte können die Talgdrüsen ihre Fettproduktion sogar ganz einstellen. Die Haut wird spröde und rau. Heizungsluft und Sauerstoffmangel entziehen der Haut zusätzlich Feuchtigkeit. Hautkrankheiten wie Neurodermitis oder Ekzeme können sich deswegen in der kalten Jahreszeit verschlimmern. Bei Hitze dagegen arbeiten die Schweißdrüsen auf Hochtouren. Die Wärme bzw. die trockene Luft sorgen jedoch für eine schnelle Verdunstung und auch dann trocknet die Haut aus. Die hohe Luftfeuchtigkeit im Sommer hat außerdem eine höhere Absonderung von Talg zur Folge. Die Entstehung von Akne wird dadurch begünstigt. Es kann außerdem zur Bildung von Hitzepickeln kommen.

Kapitel 3

Hautpflege – große Sorgfalt für kleine Leute

Hautpflege – große Sorgfalt für kleine Leute

3.1. Hauttypen

Jeder Typ ist anders – Sensibilität ist allen gleich

Die Haut ist zwar das größte Organ des Menschen, gehört aber gleichzeitig auch zu seinen empfindlichsten und benötigt je nach Hauttyp mehr oder weniger Pflege. Das gilt natürlich besonders für Neugeborene, Säuglinge und kleine Kinder. Bei ihnen ist die Haut lange nicht so widerstandsfähig und ihr fehlt noch der natürliche Säureschutzmantel, der mit seinem sauren pH-Wert von ca. 5,5 vor Krankheitserregern schützt. Die Haut eines Kindes ist bis zu fünfmal dünner und damit viel reizbarer und ungeschützter als die eines Erwachsenen. Die gesamte Körperoberfläche ist bei Babys und Kindern im Verhältnis zum Körpergewicht erheblich größer als bei Erwachsenen. Womit die Haut konfrontiert wird, macht sich viel deutlicher und folgenschwerer bemerkbar. Äußerlich aufgetragene Wirkstoffe oder von außen an die Haut gelangte Stoffe geraten im Baby- und Kindesalter auf diesem Weg in höherem Maß und viel schneller in den Blutkreislauf und können dadurch zu Auslösern von Infektionen, Notfallsituationen und Krankheiten werden. Aber auch Umwelteinflüsse wie Sonne, Wind oder Kälte, die falsche Pflege und Wasserverlust sind für die junge Haut viel schwerer verträglich als in späteren Jahren. Die Haut eines Neugeborenen wird in den ersten Tagen noch durch die Käseschmiere (Vernix caseosa) aus dem Mutterleib geschützt. Mit dieser Schicht ist die Haut in der Fruchtblase überzogen, damit sie nicht aufweichen kann. Sie besteht aus Talgdrüsensekret, Hautzellen, Cholesterin und Wollhaaren. Zahlreiche Mikroorganismen besiedeln bereits die Haut des Kindes während der Geburt. Schon nach zwei Wochen ist die Bakterienflora mit der eines jungen Erwachsenen identisch – obgleich die Abwehrfähigkeit gegen Mikroorganismen noch nicht voll ausgeprägt ist.

Erfolgt die Geburt termingerecht verliert sich die Käseschmiere innerhalb der ersten Tage und es entwickelt sich die natürliche Schutzfunktion der Haut. Für diese Haut ist ein feiner Haarflaum und geringe Pigmentierung typisch. Kinder, die vor dem errechneten Termin zur Welt kommen, haben noch deutlich mehr Käseschmiere. Die Funktionen der Haut müssen sich gewissermaßen noch mehr entfalten.

Trockener Haut fehlen Fett und Feuchtigkeit

Trockene Haut – was ist das eigentlich? Man könnte meinen, die Haut leide ausschließlich unter einem Mangel an Feuchtigkeit. Das stimmt nicht ganz. Ihr fehlt darüber hinaus auch das nötige Fett (Lipide). Sie wirkt darum oft glanzlos, rau und schuppig. Ihre geringe Elastizität ist für ein Spannungsgefühl verantwortlich, was dazu führt, dass Säuglinge mit zu trockener Haut oft weinen und Kleinkinder anfangen, sich zu kratzen. Besonders sensibel reagiert trockene Kinderhaut auf äußere Einflüsse. Viele Säuglinge, Babys und Kleinkinder habe eine trockene und damit zusätzlich hochsensible Haut. Neben der erblich bedingten Veranlagung können dafür überheizte Räume, eine zu hohe Staubbelastung und eine übertriebene Reinigung mittels Pflege- und Reinigungsprodukten wie Seifen, Dusch- und Schaumbäder, die mit ihrer Wirkstoffkombination die Haut zusätzlich austrocknen, ursächlich sein. Auch die falsche Kleidung, beispielsweise solche aus reiner Wolle, kann zusätzlich austrocknen. Genetisch bedingt können sich in seltenen Fällen bereits von Geburt an eine zu geringe Talgproduktion, zu wenig Fettstoffe oder ein zu geringes Wasserbindungsvermögen der Haut in Form von trockener Haut äußern, bis hin zu Hauterkrankungen mit typischen Austrocknungszeichen wie Ichthyosis oder Fischschuppenhaut.

Trockene Haut ist sehr anfällig für Risse und kleine, oft kaum sichtbare Verletzungen, durch die Pilze, Viren (Warzenerreger) und Bakterien (Strepto- oder Staphylokokken) in den Körper eindringen können.

Kinder mit genetisch bedingt trockener Haut neigen häufiger zu Hautinfektionskrankheiten oder Ekzemen, die man an Rötungen, Bläschen oder Pusteln erkennen kann. Das beste Mittel gegen trockene Haut bei Säuglingen ist, die Haut selbst erst einmal in Ruhe zu lassen. Sie hat einen natürlichen Schutzfilm, der für den richtigen Ausgleich und die nötige Regeneration sorgt. Eltern sollten aber dennoch darauf achten, dass die Umgebung hautfreundlich gestaltet ist. Frisch gelüftete, staubfreie Zimmer mit entsprechend ausgeglichener Luftfeuchtigkeit gehören genauso dazu wie die entsprechende Pflege und die richtige Kleidung. Wenn Ihr Kind trockene Haut hat, sind Sie als Eltern sicherlich oft auch etwas ratlos. Verbirgt sich vielleicht eine andere Erkrankung dahinter? Um das genau abklären zu lassen, sollte man mit seinem Kind einen Kinderarzt oder Kinderdermatologen aufsuchen. Hinter trockener Haut können sich auch erste Anzeichen von Neurodermitis, anderen selteneren Hauterkrankungen wie Fischschuppenhaut oder internistische Krankheiten verbergen. Eine Untersuchung beim Arzt schafft Klarheit und im Fall des Falles können sofort die geeigneten Maßnahmen zum Wohle des Kindes in die Wege geleitet werden.

Fettige Haut – einfach zu viel des Guten

Nach der Geburt hat die Haut normalerweise bereits voll funktionsfähige Talgdrüsen. Der Talgspiegel auf der Haut ist entsprechend hoch und ein idealer Schutzfilm. Doch selbst Säuglinge und Kleinkinder können bereits eine fettige Haut haben, allerdings seltener als eine trockene. Nämlich dann, wenn die Talgdrüsen zu viel Fett erzeugen. Man erkennt das an einem gewissen, eher unnatürlich wirkenden Glanz und an der Neigung zu roten Flecken. Schuld daran ist oft die falsche Pflege oder eine Überpflegung durch zu häufiges Eincremen oder Einölen. Der Talg staut sich und ist Ursache dafür, dass schnell erste Hautunreinheiten entstehen können. Die fettige Haut ist entzündlich verändert und wird damit schnell zu einem guten Nährboden für Bakterien. Das Hautbild kann einer Pubertätsakne ähneln.

Was können Eltern dagegen tun, wenn sie feststellen, dass ihr Kind unter fettiger Haut leidet? Zunächst sollte man ein paar Tage abwarten und möglichst selten eincremen. Vielleicht liegt es an der Pflege und die Haut kann von selbst regenerieren. Wenn die Haut ihren Status jedoch beibehält, ist nun die richtige Ursachenforschung wichtig. Haben die Räume, in denen sich das Kind aufhält, die falsche Temperatur? Trägt mein Kind die falsche Kleidung? Sind diese Faktoren auszuschließen, kann fettige, ölige Haut auch ein Hinweis auf eine Hauterkrankung wie das seborrhoische Ekzem oder seltenere Akneformen sein. In diesem Fall ist ein Besuch beim Dermatologen dringend angeraten. Er schafft mit seiner Untersuchung Klarheit und die therapeutischen Maßnahmen können eingeleitet werden. Normal ist dagegen das Auftreten von Pickeln nach der Geburt und in den ersten Lebenswochen, der sogenannten Akne neonatorum (Neugeborenenakne). Sie entsteht unter anderem durch hormonelle Umstellungen.

Mischhaut – die zwei Seelen einer Haut

Manchmal wird die Mischhaut auch „die Haut mit den zwei Gesichtern" oder „die Haut mit den zwei Seelen" genannt. Das hat ihren Grund: Sind Stirn, Augen, Mund und Nasen- und Wangenpartie vielleicht eher fettig, so kann die Haut an den seitlichen Gesichtspartien, Extremitäten und am Körper durchaus trocken sein und somit schnell auf Reizungen und Bakterien reagieren. Das liegt daran, dass die Schweiß- und Talgdrüsen nicht einheitlich verteilt sind. Im Bereich der höchsten Talgdrüsendichte, zum Beispiel im Nasenbereich, ist Mischhaut besonders fettig und glänzt. Die Mischhaut bildet sich – wenn überhaupt – erst mit Beginn der Pubertät heraus. Wer zweifelsfrei Mischhaut hat, sollte sich über die Pflege genau informieren und als fachliche Beratung einen Dermatologen zu Rate ziehen. So ist beispielsweise für fettige Partien bei der täglichen Pflege kühles Wasser wichtig, um die Fettproduktion nicht zusätzlich zu stimulieren. Wichtig zu wissen ist auch, dass die Haut vor allem in europäischen Breiten jahreszeitlichen Schwankungen unterworfen ist.

3.2. Die richtige Pflege für Baby- und Kinderhaut – so viel wie nötig, so wenig wie möglich

Die Haut von Neugeborenen, Babys oder Kleinkindern ist mit der von uns Erwachsenen nicht zu vergleichen. Sie ist um vieles zarter und sichtbar empfindlicher. Die Haut ist nicht nur äußerlich noch völlig frisch, sondern auch unbelastet von Faktoren, die das Aussehen, die Struktur und den Wandel der Haut beeinflussen. Umso wichtiger ist es, von Anfang an auf die richtige, ausgeglichene, gesunde und schonende Hautpflege zu achten. Wie mache ich alles richtig? Welche Produkte sind für mein Kind ideal? Diese Fragen werden Hebammen natürlich oft gestellt. Internetforen, unzählige Berichte in den Medien und die geballte Form der Bewerbung für bestimmte Produkte verunsichern viele Eltern. Doch aus dem Erfahrungsschatz von Hebammen, Dermatologen und Kinderärzten ergibt sich eindeutig ein Leitsatz:

Pflege – so viel wie nötig, so wenig wie möglich

Eltern können viel für die optimale Hautentwicklung bei ihrem Baby tun. Was sie jetzt richtig machen, wird sich gerade dann auszahlen, wenn ihr Kind größer wird. Mit der richtigen Pflege sorgen sie dafür, dass sich ihr Baby in seiner Haut wohlfühlt und die Kräfte der Haut gestärkt werden. „In den letzten zehn Jahren hat sich in der Säuglings- und Kleinkindpflege viel verändert. Wir setzen wieder verstärkt auf Natürlichkeit und die Selbstregeneration der Babyhaut", sagt Doris Zeiselmeier-Rausch, Ausbilderin an der staatlichen Berufsfachschule für Hebammen am Klinikum der LMU München. Babyhaut ist heute mehr denn je Umwelteinflüssen ausgesetzt. Das fängt bereits im häuslichen Bereich mit Klimaanlagen an, die nicht selten auch Pollen und Bakterien verbreiten, und darüber hinaus trockene Haut und die damit verbundenen Erkrankungen begünstigen. Gerade die Fälle von Neurodermitis und Allergien wie bestimmte Nahrungsmittelunverträglichkeiten haben in den letzten Jahren stark zugenommen.

Und damit natürlich auch die Tipps, die zu diesen Krankheiten verbreitet werden. Zu viele unterschiedliche, oft widersprüchliche Meinungen sorgen für Verunsicherung. Eltern wollen aus gutem Grund nichts anderes als die richtigen Pflegetipps, damit sich ihre Kinder rundum wohlfühlen und Krankheiten keine Chancen haben.

Babyhaut – streichelweich und kuschelzart

Die Haut eines Babys ist hochsensibel und gleichzeitig ein komplexes Gebilde. Sie besitzt selbst einen Schutzfilm, den die Fett- und Talgdrüsen produzieren. Darum heißt es für die richtige Pflege auch, weniger ist immer mehr. Vom täglichen Baden muss dringend abgeraten werden. Auch reines Wasser ohne Badezusätze trocknet die Haut aus, vor allem in Gegenden, in denen das Wasser einen hohen Kalkanteil hat, wie zum Beispiel in München. Bis der Nabel richtig verheilt ist, genügt ein körperwarmer, feuchter Waschlappen für die nötige tägliche Pflege. Danach ist das Baden ein bis zwei Mal in der Woche vollkommen ausreichend. Beim Baden quillt die Haut auf, laugt leichter aus und ist für die Aufnahme von Bakterien dadurch auch viel anfälliger. Die Wassertemperatur sollte 36 – 37°C betragen und der Raum, in dem die Babywanne steht, gut geheizt sein. Das Kind sollte nicht zu lange baden, etwa 7 Minuten verträgt die Haut sehr gut. Bei besonders trockener Haut empfiehlt es sich, wenige Tropfen Olivenöl ins Badewasser zu geben und auf chemische und parfümierte Badezusätze zu verzichten. Sie reizen die empfindliche Babyhaut zu sehr und trocknen aus. Anschließend wird die Haut mit einem weichen Handtuch behutsam abgetupft. Nach dem Bad ist es sehr sinnvoll, die Babyhaut sanft zu massieren und mit einer rückfettenden Creme einzureiben, um ihr die verlorene Feuchtigkeit wiederzugeben. Das gilt besonders für trockene, schuppige oder gerötete Haut. Feine Risse in der Haut können so problemlos abheilen oder vermieden werden. Zusätzlich wird verhindert, dass Bakterien in den Körper eindringen können.

In der kalten Jahreszeit – gerade bei Minustemperaturen – ist eine Wind- und Wetter-Creme, die allerdings kaum Wasser enthalten darf, ein wirkungsvoller Schutz. Das gilt besonders für die empfindliche Gesichtshaut und die Hände. Gerötete, juckende oder bereits entzündete Haut muss gesondert in Augenschein genommen werden, denn diese Symptome können viele Ursachen haben. Der Haut- oder Kinderarzt kann hier in jedem Fall weiterhelfen, um die geeigneten Pflegemaßnahmen oder Behandlungen aufzuzeigen.

Wie oft darf man aber nun eincremen? Auch hier muss, wie in vielen Fällen, immer individuell entschieden werden. Sie dürfen nicht vergessen: Zu häufiges Eincremen kann die Haut abhängig machen, so dass ihre Selbstheilungskräfte deutlich nachlassen. Außerdem schränkt zu viel Creme den wichtigen Luftaustausch der Haut ein. Darum sollten auch die Pflegeprodukte für Babys und Kleinkinder sehr sorgfältig auf ihre Hautverträglichkeit getestet sein. Ein Tipp für alle Eltern: Achten Sie beim Kauf vor allem darauf, dass das Produkt kein Paraffinöl enthält. Paraffinöl zieht nicht in die Haut ein und kann sie darum auch kaum pflegen. Bei wunden Hautstellen hilft oft schon ein Teilbad bei 37°C mit einem Schwarzteebeutel. Die im Schwarztee enthatenen Gerbstoffe entfalten wahre Heilqualitäten und wirken in kurzer Zeit wohltuend und heilend, zum Beispiel auch bei vielen Neurodermitiskindern, wenn die Haut stärker entzündet ist (siehe auch Quickfinder und Kapitel 3.4.)

Lebensnotwendige Zärtlichkeit – bei Babys besonders wichtig

Berührungen gehören zu den Grundbedürfnissen des Menschen. Die Haut ist das Sinnesorgan, mit dem Neugeborene ihre Umwelt maßgeblich wahrnehmen. Das Fühlen spielt eine zentrale Rolle, da die Sehfähigkeit noch nicht vollständig ausgebildet ist. Die Natur hat bei Mutter und Kind dafür gesorgt, dass das Bedürfnis nach unmittelbarer Nähe ebenso stark ausgebildet ist wie das Bedürfnis zu essen und zu trinken. Säuglinge und Kleinkinder reagieren besonders intensiv auf zärtliche Zuwendung. Für neugeborene Kinder sind

Berührungen, die „unter die Haut gehen", lebenswichtig. Sie haben großen Einfluss auf die psychische und physische Entwicklung.

Mit allen Sinnen – Babymassage

Eine besonders intensive und zärtliche Form von Aufmerksamkeit ist die Babymassage. Das sanfte Berühren der Kleinsten hat Tradition und gehört heute in vielen Kulturkreisen wie selbstverständlich zur Babypflege. Studien haben die positive Wirkung der Babymassage auf das körperliche und seelische Wohl des Kindes nachgewiesen. Babys genießen die Massage normalerweise sehr. Daher wird angenommen, dass Hormone ausgeschüttet werden, die das Immunsystem und die hormonelle Stressabwehr stärken. Die Anfälligkeit für Krankheiten und Allergien sinkt. Die liebevolle, berührungsintensive Zuwendung ist für Babys eine Wohltat im wahrsten Sinne des Wortes. Dem Kind wird Gutes getan, denn die sanften Berührungen lindern beispielsweise Bauchschmerzen und unterstützen die Verdauung. Sie stimulieren die Atmung und sorgen für einen tiefen und entspannten Schlaf. Kinder, die regelmäßig massiert werden, sind weniger unruhig, entwickeln ein intensiveres Gefühl für den eigenen Körper und eine bessere Koordinationsfähigkeit.

Nach dem Baden und Abtrocknen kann die Babymassage auch für die Eltern ein Highlight im Familienalltag sein, vorausgesetzt das Baby ist nicht krank, müde oder hungrig. Die Dauer kann zwischen wenigen Minuten und einer Viertelstunde liegen. Eltern und Kind brauchen ausreichend Bewegungsfreiheit und einen angenehm temperierten Raum. Warme Hände sind Voraussetzung – kalte Hände können das Baby erschrecken und stören die sinnliche Erfahrung. Ein sanftes Pflegeöl, auf den Handflächen verteilt, ist für den Massierenden und das Baby angenehm. Punktförmige Berührungen mit den Fingern sollten vermieden werden – großflächiges Streichen mit der ganzen Handfläche empfinden die meisten Babys als schöner. Das vermittelt Halt und Sicherheit, weil es an die Umhüllung im Bauch der Mutter erinnert.

Dabei kommt es gar nicht so sehr auf die Technik an. Mit sanftem Druck langsam über Arme und Beine, Bauch und Rücken zu streicheln, ist für den Anfang vollkommen ausreichend. Das Baby signalisiert, was es mag und was ihm unangenehm ist. Mit zunehmender Erfahrung werden die Handgriffe der Eltern an Intensität gewinnen und damit auch die tieferen Schichten der Haut stimulieren. Während der Massage ist es wichtig, das Baby genau zu beobachten und nur dann fortzufahren, wenn das Kind zeigt, dass es ihm gut geht. Ist das Kind aufmerksam, die Haut rosig, seine Bewegungen ruhig und der Gesichtsausdruck entspannt? Dann können beide die intensive und liebevolle Zeit zu zweit genießen und sich immer besser kennenlernen.

Liebe geht durch die Haut – Umgang mit Frühgeborenen

Bei Frühgeborenen ist der körperliche Kontakt zu einer elterlichen Bezugsperson von besonderer Bedeutung. Hier wird die Bindung an die Mutter, deren Entwicklung bereits vor der Geburt im Mutterleib zu wachsen beginnt, vorschnell unterbrochen. Dazu kommt, dass die medizinische Versorgung des Säuglings oft einen engen körperlichen Kontakt zu den Eltern nicht ermöglicht. Deshalb ist es für betroffene Eltern wichtig, bereits so früh wie möglich in die Säuglingspflege einbezogen zu werden, um die emotionale Bindung zu stabilisieren und damit die körperliche und seelische Entwicklung zu fördern. Aus diesem Grund sollten sich die Eltern von Frühgeborenen ihr Baby so oft wie möglich Haut-auf-Haut in der Känguru-Position an die Brust lehnen oder legen. In dieser Stellung kann das Baby maximale Geborgenheit und Wärme erfahren. Der intensive Kontakt zur Haut der Mutter bzw. des Vaters bewirkt außerdem eine gleichmäßigere Atmung und einen ruhigeren Herzschlag, die Kinder können wunderbar schlafen. Der direkte Hautkontakt verstärkt die kontinuierliche Ausschüttung von Oxytocin (siehe Einleitung). Dies geschieht bei Frauen und Männern gleichermaßen, und ebenso bei Babys. Die wichtigste und stärkste Anregung der Haut erfahren Babys bei der Geburt. Kräftige Wehen regen beispielsweise nachweislich die Funktion des kindlichen Immunsystems an. Direkt nach der Geburt gibt der sofortige und enge Hautkontakt den Neugeborenen nicht nur ein Gefühl von Sicherheit und Geborgenheit, er unterstützt von Anfang an eine gesunde Entwicklung. Das erste Stillen, das Pucken von Säuglingen, die Känguru-Methode und die sanfte Pflege bei Frühgeborenen, Babymassagen, die Verwendung von Tragetüchern oder das gemeinsame Schlafen im Familienbett – jede dieser Maßnahmen erfüllt die menschliche Sehnsucht nach Körperkontakt und Wärme.

Häufige Hautprobleme im Säuglingsalter

Windeldermatitis oder Windelekzem

Gesund, glatt und rosig – so sollte ein Babypopo aussehen. Doch das entspricht leider nicht immer der Realität. Ein großer Teil der Babys und Kleinkinder im Wickelalter leidet mindestens einmal, häufig aber auch mehrfach an unterschiedlich ausgeprägten Hautreizungen im Windelbereich. Hauptursache sind vor allem die Windeln, Gummiunterlagen und Plastikhöschen, die bei der häufigen Blasenentleerung wie ein feuchtwarmer Pool wirken. Der im Urin enthaltene Harnstoff wird bei der Zersetzung zu Ammoniak gespalten, der eine Erhöhung des pH-Wertes zur Folge hat und den Säureschutzmantel zerstört. Reizstoffe im Stuhlgang und Urin, Eiweiß abbauende Enzyme und Darmkeime können dann leicht zur Hautentzündung führen. Dadurch steigt der pH-Wert und die Haut laugt, ähnlich wie durch zu häufiges Waschen mit Seife, aus. Das hat eine direkte Auswirkung auf den natürlichen Säureschutzmantel. Ist der Säureschutzmantel erst einmal angegriffen, entwickelt sich daraus schnell eine Entzündung der Haut (Ekzem).

Windeldermatitis (Windelekzem) lässt sich schnell erkennen: Sie tritt – wie der Name schon sagt – im Windelbereich auf, und zwar genau dort, wo die Windel zu eng anliegt. Je nach Ausprägung der Windeldermatitis treten starke Rötungen, nässende Bläschen, Schwellungen oder gar offene Stellen auf.

Es kann danach zu einem schuppigen Ausschlag kommen. Im Extremfall ist sogar der ganze Körper davon betroffen. Wie bei allen Entzündungen empfiehlt die Hebamme hier ein klassisches Allheilmittel: Muttermilch. Betupft man die betroffenen Stellen damit, setzt meist schon nach kurzer Zeit eine deutliche Linderung ein. Dermatologen benutzen für eine Gesamttherapie diese Abkürzung aus dem Englischen: ABCDE. A = air. Luft heilt, eine kurzfristige Windelpause kann schnell lindernd wirken. B = barriers. Gemeint ist damit die Regeneration der Hautbarriere. Mit einer Zinksalbe wird die gereizte Haut vor Bakterien geschützt und die betroffenen Stellen können sich gleichzeitig regenerieren. C = cleansing. Das bedeutet, die Windel sollte häufiger – alle drei Stunden – gewechselt werden. D = diapers. Man sollte, wenn noch nicht geschehen, auf moderne Windeln mit mehr Saugkraft umsteigen. E = education. Kurz gesagt: Eltern müssen wirklich aufgeklärt werden. Windeldermatitis ist vermeidbar.

Die beste Vorbeugemaßnahme: Windeln regelmäßig, aber spätestens alle drei bis vier Stunden, wechseln und locker anlegen, um Wärmestauungen zu vermeiden. Gerade im Säuglingsalter bitte keine Pflegeprodukte, die Duft- und Konservierungsstoffe enthalten, verwenden. Bewährt haben sich Nässe abweisende Cremes und Salben mit mineralischen Substanzen. Sie enthalten meistens Zinkoxid, das Nässe absorbierende Eigenschaften und einen schwach desinfizierenden Effekt hat. Ganz wichtig: Die sorgfältige Reinigung mit seifenfreiem 36°C warmem Wasser und auch Trocknung im Windelbereich, insbesondere der Hautfalten, steht dabei im Vordergrund. Ein Kind darf übrigens auch hin und wieder einmal mit nacktem Po strampeln und krabbeln, damit so viel Luft wie möglich an die Haut kommen kann. Eine Windeldermatitis wird aber auch durch die Ernährung der Mutter begünstigt oder provoziert: Mütter, die ihre Kinder stillen, sollten bei der Ernährung berücksichtigen, dass saure wie auch scharfe Speisen den Po besonders reizen können. Ist das Baby bereits abgestillt, sollte darauf geachtet werden, ob bestimmte Nahrungsmittel Hautirritationen hervorrufen. Tritt das ein, bitte sofort den Arzt konsultieren. Es könnte eine Nahrungsmittelallergie vorliegen. Auch bei Anzeichen einer Infektion, wie gelbe Krusten oder Pusteln, muss der Kinder- oder Hautarzt konsultiert werden.

Milchschorf

Ab den ersten Lebenswochen kann ein krustiger Hautausschlag im Gesicht und am Kopf deutlich sichtbar auftreten. Man nennt ihn Milchschorf oder seborrhoisches Säuglingsekzem, weil er wie angebrannte Milch aussieht. Diese zunächst akute Entzündung, die aber für Monate bleiben kann, führt zu stark juckenden Hautrötungen mit anschließender Bläschenbildung, aus denen eine gelbliche Kruste entsteht. Zuerst tritt die Entzündung am Oberkopf auf und kann dann auf die Wangen übergehen. In manchen Fällen dehnt sich diese Form des Ekzems auch auf die Extremitäten aus und kann einige Monate bis maximal zum zweiten Lebensjahr dauern. Seine Ursachen sind noch nicht komplett erforscht. Milchschorf sollte man immer gut beobachten, denn er kann mit einer beginnenden Neurodermitis verwechselt werden.

Betroffene Kinder dürfen sich in der Nacht auf keinen Fall kratzen. Das passiert zwar reflexartig durch den Juckreiz, verhindert aber so leider auch eine rasche Heilung. Baumwollfäustlinge wirken dem aber gut entgegen. Das Kind soll während des Schlafens luftig angezogen sein und nicht nur im Bett Kleidung aus 100% Baumwolle tragen. Kunststoffwäsche muss vermieden werden. Alle Versuche, die Krusten zu entfernen, schaden jedoch mehr als sie nutzen. Was beim Waschen des Köpfchens nicht von alleine abgeht, sollte auf der Kopfhaut bleiben. Selbst behutsames Rubbeln öffnet nur die winzigen Wunden unter dem Schorf und lässt wieder neue Krusten entstehen. Wenn man diese Regeln befolgt, ist der Milchschorf zumeist innerhalb kurzer Zeit verschwunden. Ist er hartnäckiger, muss unbedingt ein Hautarzt aufgesucht werden. Er wird die richtigen therapeutischen Maßnahmen einleiten.

Kinderhaut – sensibel und empfindlich

Körperpflege und -reinigung

Die einzelnen Hautfunktionen – wie die Barriere gegen Austrocknung und schädliche Umwelteinflüsse, die Abwehr von Krankheitserregern, die Reparatur von Zellschäden durch UV-Strahlung, Talgproduktion, Säureschutzmantel und Wärmeregulation – prägen sich in den ersten Lebensmonaten- und -jahren aus. Gleichzeitig erkundet das Kind mit den ersten Krabbel- und Gehversuchen seine nähere Umwelt. Das zeigt sich auch schnell an der Haut. Entzündungen, kleinere Verletzungen und Wunden sind an der Tagesordnung. Doch keine Angst. Das gehört zu einem Kleinkindleben einfach dazu. Wie aber sieht die optimale Pflege der Haut eines Kindes aus? Wasser und ein weicher Waschlappen reichen meistens schon. Alle künstlichen Öle oder Waschlotionen sollten vermieden werden. Sie entziehen der Kinderhaut die nötige Feuchtigkeit und machen sie nur anfällig. Vorausgesetzt, das Kind hat keine Probleme mit der Haut. Beim Benutzen einer Creme sollten Eltern aber darauf achten, dass sie fetthaltig ist und zum Beispiel Panthenol, Glycerol, Harnstoff oder natürliche Öle enthält. Eine Feuchtigkeitscreme ist dagegen weniger geeignet. Sie kann wegen ihres hohen Wassergehalts der Haut paradoxerweise wieder Feuchtigkeit entziehen.

Ab dem 3. Lebensjahr hat ein Kind durch Kindergarten und erste Freunde immer mehr mit Gleichaltrigen zutun. Dadurch kommt es allerdings auch vermehrt mit Bakterien Pilzen und Viren in Kontakt. Das ist gut für die Entwicklung und stärkt insgesamt das Immunsystem. Kinder dürfen und sollen auch im Matsch und Dreck spielen! Das bringt das kindliche Immunsystem auf Hochtouren! In dieser Zeit sollten Sie trotzdem Wert auf die Körperhygiene des Kindes legen. Baden, Waschen und Duschen gehören genauso dazu wie regelmäßiges, aber nicht übermäßiges Händewaschen. Ein Kind ist in dieser Zeit in einer „Warum-ist-das-so"-Phase und wird seine Eltern oder älteren

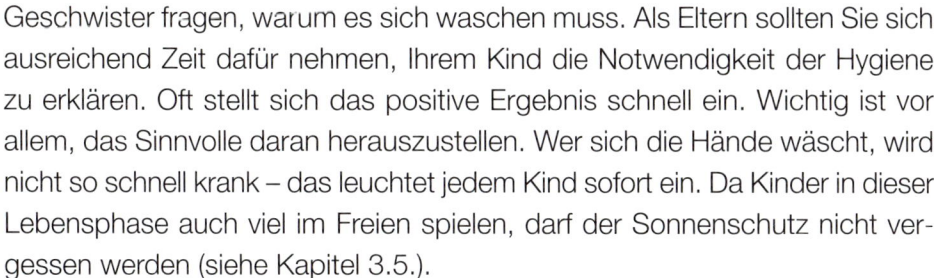
Geschwister fragen, warum es sich waschen muss. Als Eltern sollten Sie sich ausreichend Zeit dafür nehmen, Ihrem Kind die Notwendigkeit der Hygiene zu erklären. Oft stellt sich das positive Ergebnis schnell ein. Wichtig ist vor allem, das Sinnvolle daran herauszustellen. Wer sich die Hände wäscht, wird nicht so schnell krank – das leuchtet jedem Kind sofort ein. Da Kinder in dieser Lebensphase auch viel im Freien spielen, darf der Sonnenschutz nicht vergessen werden (siehe Kapitel 3.5.).

Haare und Kopfhaut

Wundervolle Haare – kleinen Kindern streichelt man gerne über den Kopf. In manchen, nicht allzu häufig vorkommenden Fällen gibt es aber Erkrankungen des Haares und der Kopfhaut, die sich sofort auch vom Laien entdecken lassen. Dazu zählen der diffuse Haarausfall, das Syndrom des losen Anagenhaars oder der bekannte kreisrunde Haarausfall. Häufiger bei Kindern finden sich Pilzinfektionen der Haare oder der Kopfhaut. Daneben gibt es auch Krankheiten, die die Haarstruktur selbst betreffen und das Haar leichter brechen lassen. Leider gibt es nicht für alle diese Fälle eine entsprechende Therapie. Auf jeden Fall ist bei Verdacht auf eine der genannten Erkrankungen der Hautarzt aufzusuchen.

Wie aber wird feines gesundes Kinderhaar am besten gepflegt? Ein mildes Kinderhaarshampoo unterstützt die Haarpflege perfekt. Ein- bis zweimal Haarewaschen in der Woche ist ausreichend. Eltern sollten aber darauf achten, dass keine Allergie erregenden Inhaltsstoffe und keine Konservierungsstoffe im Haarwaschmittel enthalten sind. Sicher gehen Sie, wenn auf der Packung ein entsprechendes Gütesiegel zu finden ist. War es zu Beginn relativ einfach, Babys Kopf zu waschen, sieht das ab dem zweiten Lebensjahr oft schlagartig anders aus. Am Shampoo, das vielleicht in den Augen brennt, liegt das nicht alleine. Oft ist es die Angst vor Wasser und die kindliche Panik, keine Luft mehr zu bekommen.

Es gibt jedoch ein paar einfache Tricks, wie Eltern spielerisch und schnell für Abhilfe sorgen können: Sie baden gemeinsam und lassen sich von ihrem Kind selbst einmal die Haare waschen. Seit ein paar Jahren gibt es auch ein Shampoo-Schutzschild, das wie ein Sonnenkäppi auf den Kopf gesetzt wird.

Lippenpflege

Lippen sind von einer noch dünneren Haut als das Gesicht überzogen und können sich kaum selbst pflegen, weil sie keine Talgdrüsen, kaum Melanin als Sonnenschutz und keinen Säureschutzmantel haben, aber gleichzeitig durch Speichel und Lecken einer hohen Belastung ausgesetzt sind. Kein Wunder, dass sie manchmal – besonders natürlich im Winter durch kalte Zugluft – rau und rissig werden. Gerade Babys sind davon betroffen, weil die Schnuller das Trocknen von Speichel verzögern und beim Zahnen verstärkt Speichel fließt. Hier sorgt der entsprechende Kinderlippenbalsam für Abhilfe.

Gibt es aber keine sinnvolle Erklärung, warum die Lippen des Kindes rau sind oder es eine gerötete Mundpartie hat, so kann es sich dabei auch um ein Lippenekzem handeln, das durch zu viel Lecken entsteht. Taucht das Lippenekzem nach kurzer Zeit wieder auf, forschen Sie unbedingt nach der Ursache. Ist das Kind nervös? Fühlt es sich unwohl? Oft sind die Ursachen Stresssituationen, über die sich das Kind noch nicht äußern kann oder will. Sind die Lippen besonderen Belastungen, z. B. im Urlaub im Gebirge oder an der See, ausgesetzt, sind sie unbedingt mit Sunblockern zu schützen.

3.3. Jugend und Pubertät – keine Panik bei Pusteln und Pickeln

Acne vulgaris (Akne)

Die Pubertät ist die Zeit großer Umbrüche. Den Jugendlichen ist das buchstäblich ins Gesicht geschrieben. Davon können auch Eltern ein Lied singen, denn die meisten Pubertierenden leiden nun einmal unter Akne. In Westeuropa sind es je nach Region bis zu 80% der 12- bis 25-Jährigen. Ursächlich sind eine oft genetisch bedingte übermäßige Talgproduktion sowie die Verhornung der Talgdrüsenausgänge. Diese können sich dann durch die Erreger Propionibacterium acnes und Staphylococcus epidermidis entzünden. Die Hautveränderungen von Mitessern (Komedonen) bis hin zur ausgeprägten Akne können ganz schön an den Nerven zerren. Man kann aber vorbeugen oder gleich eingreifen und damit viel dafür tun, dass sich die Jugendlichen trotzdem in ihrer Haut halbwegs wohlfühlen. Wichtig ist vor allem das Verhältnis zu der eigenen Identität. Oft wird sie in diesem Lebensabschnitt argwöhnisch betrachtet. Ein Pickel verhagelt einem schon die gute Laune. Was am Anfang noch ein kleines rotes Knötchen ist, wird schnell zu einem Pickel, der manchmal erst nach Wochen zurückgeht. Bei einer schweren Akne hinterlässt er sogar Narben. Das ist eine psychische Belastung, die Eltern keinesfalls auf die leichte Schulter nehmen sollten. Sie sollten rechtzeitig zum Dermatologen gehen, um die Akne-Entzündungen richtig austherapieren zu lassen. Das ist oberstes Gebot. Gerade dann, wenn an Stellen, wo Pickel waren, dunkle Flecken entstehen (vor allem bei dunklen Hauttypen) oder sich das Hautbild plötzlich durch einen Akneschub insgesamt stark verschlechtert. Der Hautarzt wird genau abklären, wie die Akne zustande kommt, ob beispielsweise eine Erkrankung der Nebenniere, was allerdings sehr selten ist, eine Medikamentennebenwirkung wie durch Jod bei Schilddrüsenerkrankungen vorliegt oder schlechte Ernährungs- und Lebensgewohnheiten wie Rauchen ursächlich sind. Akne hat – wie fast jede andere Hautkrankheit auch – eine bisweilen

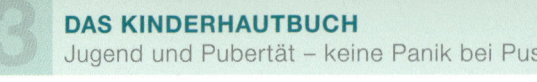
sehr individuelle Erscheinungsform. Darauf muss auch die Behandlung abgestimmt sein. Ein guter Hautarzt wird immer auch weitere Allergien und Lebensumstände in seiner Therapie berücksichtigen.

Körperpflege und -reinigung bei Akne

Die richtige Pflege ist ein Hauptpfeiler der Aknebehandlung. So sollten sich Aknepatienten möglichst nicht permanent ins Gesicht fassen, da an unseren Händen Schmutzpartikel, Schweiß und Bakterien kleben. Diese sollten so wenig wie möglich an die schon gereizte Haut gelangen. Mehrmals täglich die Hände zu waschen, ist daher Pflicht.

Morgens und abends sollte das Gesicht mit einem sauberen Waschlappen (am besten Einmalwaschlappen), nur mit warmem Wasser und einer milden, pH-neutralen Seife oder einer Reinigungslotion gereinigt werden. So wird Haut von Staub, abgestorbenen Hautzellen und Bakterien befreit. Starkes Rubbeln oder häufigere Reinigungsmaßnahmen bringen keinen weiteren positiven Effekt, im Gegenteil, die Haut wird dadurch viel zu stark gereizt. Bei der Wahl der Pflegeprodukte und Kosmetika muss darauf geachtet werden, dass sie möglichst wenig Fett enthalten und „nicht komedogen" auf der Packung steht. Diese anti-komedogenen Produkte verursachen nicht noch zusätzlich neue Mitesser und Pickel und sind daher für Aknepatienten geeignet.

Hautärzte raten dringend davon ab, Mitesser oder Pusteln selbst auszudrücken, da unfachmännisches Vorgehen die Akne oftmals verschlimmert. Begleitend zur Therapie ist daher eine regelmäßige Ausreinigung zu empfehlen, die sogenannte Aknetoilette durch eine medizinische Kosmetikerin. Wer dennoch die Finger nicht stillhalten kann, muss folgende Maßnahmen beachten: Vor der Selbstbehandlung wird die Haut mit einer heißen Kompresse (Frotteetuch) oder durch ein Dampfbad mindestens 10 Minuten aufgeweicht. Es darf NIE mit den Fingernägeln gedrückt werden – sondern sanft mit den weichen Fingerspitzen oder sogenannten Komedonenquetschern, die in der Apotheke oder im Sanitätshaus erhältlich sind. Bei eitrigen Pusteln den Eiterdeckel bitte nur mit einer sauberen, sterilen Pinzette entfernen, danach wird der Eiter mit einem Papiertuch abgewischt und nicht ausgedrückt! Zum Abschluss sollte die Haut mit einer alkoholhaltigen Lösung desinfiziert werden. Grundsätzlich sollten diese „Eigenmanipulationen" aber unterlassen werden! Sehr leichte Akneformen können mit speziellen Akne- oder Pubertätspflegelinien zu Hause behandelt werden. Diese oft salicylsäurehaltigen Präparate wirken sich positiv auf die Haut aus und steigern damit das Selbstwertgefühl. Salicylsäure tötet zwar keine Bakterien ab, weicht aber verhornte Talgdrüsen auf und verbessert so den Talgabfluss, so dass die Poren nicht mehr so schnell verstopfen. Ist die Haut sehr empfindlich, einfach auf aggressive Tenside wie Lauryl- und Laurylethersulfat verzichten. Produkte, in denen Extrakte der lindernden Hamamelis enthalten sind, empfehlen sich hier. Eine Wirkkomponente der Vitamine A, C, E sorgt in Kombination mit D-Panthenol für die Regeneration angegriffener Haut. Wenn Sonnenschutz erforderlich ist, sollten von Akne betroffene Jugendliche auf speziell für diesen Hauttyp entwickelte Sonnenschutzmittel in Gelform zurückgreifen.

Wenn die Akne zu schlimm wird – der Hautarzt hilft

Leider gibt es auch die über das normale Maß hinausgehenden Akneformen, die einen schweren Verlauf zeigen oder durch Eigenbehandlung nicht mehr in den Griff zu bekommen sind. Sie sind meistens genetisch vorprogrammiert (ein oder beide Elternteile hatten auch eine schwere Akne) und bergen ein hohes Risiko lebenslanger Vernarbungen. Bei dieser Verlaufsform sollte immer der Arzt konsultiert werden und nicht erst, wenn Vernarbungen entstanden sind. Rechtzeitig behandelt kann zumeist Schlimmeres verhindert werden. Zu häufig geht in diesen Fällen wertvolle Zeit verloren. Sind Narben aber erst einmal aufgetreten, sind sie in der Regel kaum noch zu entfernen und der Jugendliche hat unnötig lange unter seinem Äußeren gelitten.

Bei allen nicht mehr selbst zu behandelnden Verlaufsformen der Akne gehört der Dermatologe immer mit zur Therapie. Neben einer ausführlichen Beratung wird dort ein stadiengerechtes, auf die Haut des Patienten angepasstes Therapiekonzept erstellt. Ziel jeder Aknetherapie ist es, die übermäßige Talgproduktion zu senken und bakterielle Entzündungen zu bekämpfen: Bei leichter und mittelschwerer Akne sollten Aknepräparate mit den Wirkstoffen Benzoylperoxid oder Vitamin-A-Säure zum Einsatz kommen. Diese Schälmittel trocknen die zu fettige Haut aus und tragen Hautschuppen ab. Die Gänge der Talgdrüsen verstopfen dann nicht mehr so leicht. Zudem werden Bakterien in geringem Maß abgetötet und somit Entzündungen entgegengewirkt. Zu den Nebenwirkungen dieser Präparate zählen eine zu trockene Haut mit unangenehmem Spannungsgefühl und eine deutlich erhöhte Lichtempfindlichkeit der behandelten Hautpartien. Stark entzündete Akneformen werden in der Regel mit Antibiotika, die äußerlich als Creme oder innerlich in Tablettenform angewendet werden können, behandelt. Antibiotika zerstören Bakterien und sollen dem Körper beim Kampf gegen Entzündungen helfen. Aufgrund möglicher Nebenwirkungen wie Resistenzentwicklung gegenüber den Wirkstoffen und erhöhter Lichtempfindlichkeit dürfen diese Medikamente nur in Absprache mit dem Arzt und nicht dauerhaft zum Einsatz kommen. Bei Mädchen können einige Antibabypillen den Aknebefund positiv beeinflussen. Diese positive Nebenwirkung entsteht durch die in diesen Präparaten enthaltenen Antiandrogene, Östrogen und Progesteron. Diese beiden Hormone sollen die Talgproduktion der Haut verringern. Hier erfolgt die Therapie auch immer in Zusammenarbeit mit dem behandelnden Gynäkologen. In sehr schweren Aknefällen kann das Vitamin-A-Säure-Präparat Isotretinoin eingesetzt werden. Es ist ein sehr wirksames Aknemedikament, darf aber bei Mädchen und Frauen im gebärfähigen Alter nur unter strengsten Auflagen verordnet werden, da es im Fall einer Schwangerschaft zu Missbildungen beim Baby kommen kann.

Weitere Behandlungsoptionen schwerer Fälle sind die Lichttherapie und moderne Lasermethoden. Bei der Lasertherapie wird die obere Lederhaut erhitzt und die Struktur der Talgdrüsen verändert, so dass diese daraufhin weniger Talg produzieren. In einer Studie konnte die Anzahl der Aknepusteln bei den Teilnehmern um bis zu 75% gesenkt werden. Mehrere Sitzungen sind nötig, als Nebenwirkungen sind bisher Rötungen und Schwellungen bekannt.

Bewusster essen – und Pickel haben weniger Chancen

Auch wenn es keine spezielle Akne-Diät gibt, so kann sich die Akne durch bestimmte Lebensmittel verschlechtern. Hierzu zählt der übermäßige Konsum von Zucker, säurereicher Nahrung, Milch und ölhaltiger Nahrungsmittel. Dermatologen sprechen in diesem Zusammenhang auch von einer Ernährungsakne.

Um herauszufinden, ob der Jugendliche darunter leidet oder nicht, ist es einen Versuch wert: Über drei bis vier Wochen sollte er auf Süßigkeiten, Limonaden, Fastfood und Chips verzichten. Man darf dabei nicht vergessen, dass Akne bereits zwei Tage nach der Zuckerzuführung wieder blüht, ein Pickel aber manchmal Wochen braucht, bis er ganz abgeheilt ist.

Insgesamt hat die Ernährung aber wohl weniger Einfluss auf unser Hautbild als ursprünglich angenommen. Dennoch gibt es Lebensmittel, die einen positiven Einfluss auf unsere Haut haben können: Folsäure und Zink (in Rindfleisch, Linsen, Bohnen) lassen die Haut frischer wirken, Eisen (in Fleisch, Fenchel, Radieschen) ist wichtig für den Sauerstoffhaushalt, Biotin (in Salat, Champignons oder als Nahrungsergänzungsmittel) ist wichtig für die Hautneubildung, und Vitamin C (in Zitrusfrüchten, Paprika) lässt Wunden schneller verheilen.

Empfehlungen zur Prophylaxe und diätetischen Behandlung der Akne

Zu meidende Nahrungs- und Genuss-mittel mit Akne induzierender Wirkung	Zu bevorzugende Nahrungsmittel mit günstiger Wirkung auf Akne
Milch, Milchprodukte wie Joghurt, Molke, Frischkäse und Molkenproteinkonzentrate	Rohkost, Obst, Gemüse, blaue Beerenfrüchte, Sojaprodukte und Tomaten
Milchschokolade, Süßigkeiten, Kartoffelchips, Cornflakes und weitere Kohlenhydrate mit hohem glykämischem Index wie Weißbrot, Reis, Kartoffeln, Weizennudeln, Fast Food	Vollkornbrot und kuhmilchfreies Müsli, z.B. mit Sojamilch, reichlich Ballaststoffe mit hohem Faseranteil, bevorzugt eigenes Kochen mit frischem Gemüse, kein Fast Food
Gesättigte Fette mit hohem Anteil an n-6-Fettsäuren, vor allem Arachidonsäure, in Schweineschmalz, Schweineleber, Leberwurst, Eigelb	Häufiger Verzehr von Seefisch (Thunfisch, Lachs, Hering, Makrele) oder anderen Nahrungsmitteln mit hohem Gehalt an antiinflammatorischen n-3-Fettsäuren
Rauchen	Verzicht auf Tabakkonsum
Häufige Zwischenmahlzeiten und Verzehr von Pausensnacks	Mehrstündiges komplettes Pausieren mit der Nahrungsaufnahme
Gezuckerte Softdrinks wie Cola-haltige Getränke und Limonaden	Mineralwasser, ungezuckerter schwarzer Tee, bevorzugt grüner Tee

3.4. Neurodermitis und Allergien

Neurodermitis – die neue Volkskrankheit Nr. 1

Die Neurodermitis ist eine chronisch-entzündliche Hauterkrankung, die meist von massivem Juckreiz begleitet wird. Für Eltern ist die Diagnose immer ein Schock. Allerdings gibt es auch viele Irrtümer, die über diese Hautkrankheit in Umlauf sind und die eine zielgerichtete, behutsame Ein- und Umstellung auf die Erkrankung unnötig erschweren. Richtig ist, dass die Hautkrankheit nach heutigem Stand der Wissenschaft nicht heilbar ist. Sie ist trotz allem gut medizinisch zu behandeln. Dabei kommt insbesondere den Eltern eines an Neurodermitis erkrankten Kindes eine wichtige Aufgabe zu: Sie können mit einem Pflege- und Maßnahmenkatalog, der in Absprache mit dem behandelnden Arzt entwickelt wird, dafür sorgen, dass sich ihr Kind trotz widriger Umstände dennoch wohlfühlt. Man darf auch nicht vergessen, dass 70% der betroffenen Kinder als Erwachsene weitgehend beschwerdefrei sind. Das sollte doch als Ansporn betrachtet werden.

Wer sich streng an die Regeln hält, die nicht nur dem betroffenen Kind selbst, sondern natürlich auch der Familie helfen, wird mit dieser Krankheit besser umgehen können. Schließlich sind es auch immer die direkten Angehörigen, die in einem Spannungsverhältnis stehen. Das zeigt sich sehr häufig im Schlafdefizit, unter dem Eltern und Geschwister viel zu oft leiden. Der starke, bisweilen enorm quälende Juckreiz und das dauernde Sich-kratzen-müssen des Kindes können das alltägliche Miteinander zum Teil sehr belasten. Jedes Kind soll unbeschwert aufwachsen. Das gilt vor allem für Kinder, deren Leben von Neurodermitis stark beeinflusst wird.

Was kann eine Familie also tun? Aufrichtigkeit und ein offener Umgang mit Neurodermitis baut Barrieren und Schwellenängste ab. Dazu gehört vor allem das Wissen um diese Krankheit. Und Wissen bedeutet, die Fakten zu kennen, die einem helfen, Symptome richtig zu deuten.

Wodurch wird Neurodermitis ausgelöst?

Obwohl Neurodermitiserkrankungen in den letzten fünf Jahrzehnten deutlich zugenommen haben und ca. 5-15% aller europäischen Kinder unter dieser Krankheit leiden, sind die genauen Ursachen der Neurodermitis bis heute nicht eindeutig bestimmt. Die Neurodermitis zählt zu den Erkrankungen des atopischen Formenkreises. Dazu zählen zudem der Heuschnupfen und das allergische Asthma. Dass diesen Atopien in erster Linie eine genetische Veranlagung zugrunde liegt, dafür gibt es zahlreiche Hinweise und darüber letztendlich keine Zweifel. Ist ein Elternteil Atopiker, so erkrankt das Kind mit 30-50%iger Wahrscheinlichkeit an einer dieser Erkrankungen, sind beide Eltern betroffen sogar mit einer 50-80%igen Wahrscheinlichkeit! Wichtig ist bei der Neurodermitis und den anderen atopischen Erkrankungen, zwischen der Ursache (Genetik, zunehmender Hygienestandard) und sogenannten Auslösern oder Trigger-Faktoren (Faktoren, die einen Schub auslösen können) zu unterscheiden.

Zu den Trigger-Faktoren zählen Irritationen durch Wolle, Seife, Reinigungsmittel und Austrocknung, Klimafaktoren und Schwitzen, über die Luft verbreitete Allergene (Pollen, Hausstaubmilben, Tierhaare), Infekte, hormonelle Faktoren, Stress und emotionale Faktoren sowie Nahrungsmittelallergene und -intoleranzen.

Zu den möglichen Nahrungsmittelallergenen zählen bei Säuglingen vor allem Kuhmilch und Ei. Im Kleinkindalter kommen Weizen, Soja und Nüsse hinzu, bei älteren Kindern möglicherweise noch Meeresfrüchte.

Insgesamt sind die Nahrungsmittelallergien deutlich seltener als vermutet und man sollte daher auch nicht vorschnell mit massiven Diätmaßnahmen das Leben des Kindes einschränken. Weitere mögliche Trigger-Faktoren sind die Luftallergene wie Hausstaubmilben, Tierhaare und Pollen, die bei nachgewiesener Allergie gemieden werden sollten. Selbst wenn es schwer zu akzeptieren ist: Haustiere haben in der Regel einen negativen Einfluss auf den Krankheitsverlauf. So gut Haustiere sicher für die Entwicklung eines Kindes sind, hier sind sie leider die Förderer neuer Neurodermitis-Schübe. Tierhaarallergien verschlimmern den Krankheitsverlauf deutlich.

Aber auch psychische Komponenten können einen Neurodermitisschub auslösen oder verstärken: neben Stress gehören in erster Linie Streit, Angst, Trauer aber auch übermäßige Freude dazu. Darum ist es wichtig, dass Eltern besonders bei persönlichen Veränderungen, wie bei Beginn der Kindergartenzeit oder der Einschulung, verstärkt für ihr Kind da sind und ihm das Gefühl von Akzeptanz und Geborgenheit geben.

Abrupte Klima- oder Jahreszeitenwechsel oder klimatische Bedingungen, wie sehr kaltes oder schwüles Wetter, können auch als Trigger fungieren. Immer wieder berichten Neurodermitispatienten, dass sie „ihre" Zeiten haben, in denen ihnen die Krankheit besonders zu schaffen macht. Auch die falsche Pflege, wie zu häufiges Waschen, Baden oder Duschen, Seife und alkalische Reinigungsmittel, zu hartes Wasser und der nachlässige Umgang mit der Haut können immer wieder akute Krankheitsschübe zur Folge haben. Die richtige Basispflege ist der wichtigste Baustein im Behandlungsplan. Ein Krankheitsschub kann sogar durch die falsche Kleidung ausgelöst werden. Pullover, Hosen, Hemden und Unterwäsche aus reiner Wolle und erst recht aus Kunststofffasern sorgen für eine weitere Reizung und Austrocknung der Haut.

Woran können Eltern ein atopisches Ekzem überhaupt erkennen?

Die Hauterscheinungen der Neurodermitis entstehen durch Defekte in der hauteigenen Barrierefunktion sowie durch Defekte der körpereigenen Infektabwehr. Dadurch dringen Reizstoffe oder Allergene leichter in die Haut ein und oberflächliche Infekte der Haut können nicht ausreichend abgewehrt werden. Das klinische Bild des atopischen Ekzems ist vielgestaltig und vom Alter der Patienten abhängig.

Erster Hinweis können sogenannte Atopie-Stigmata sein. Dabei handelt es sich um diskrete Hauterscheinungen, deren Auftreten auf eine atopische Erkrankung bzw. eine Neurodermitis hinweisen kann. Hierzu zählen eine insgesamt trockene Haut, weiße, leicht schuppende Flecken der Wangen und oftmals allgemeine Gesichtsblässe. In manchen Fällen sind die seitlichen Augenbrauen deutlich lichter und einige Kinder zeigen eine doppelte Lidfalte unter den Augen, die der Hautarzt auch „Dennie-Morgan-Falte" nennt. Ein weiteres Zeichen für den Verdacht auf eine atopische Erkrankung ist die raue Haut an den Oberarmen, sehr trockene, faltenreiche Handinnenflächen oder trockene, schuppende Fingerkuppen. All diese Hauterscheinungen sind allenfalls Minimalvarianten und noch nicht beweisend für eine Neurodermitis.

Im Gegensatz zum seborrhoischen Ekzem (Milchschorf) entwickeln sich die ersten Anzeichen einer Neurodermitis nicht vor dem 3. Lebensmonat und sind meist von starkem Juckreiz begleitet. In den ersten zwei Lebensjahren zeigen sich die Ekzeme im Gesicht, an den Streckseiten von Armen und Beinen sowie am Rumpf. Typisch ist, dass die Haut im Windelbereich nicht mit betroffen ist. Im Säuglingsalter sind die Ekzeme oft nässend und mit Bakterien besiedelt. Im frühen Kindesalter (2. bis 6. Lebensjahr) können sich die Ekzeme verändern oder auch oft deutlich verbessern. Sie sind jetzt hauptsächlich in den großen Körperbeugen, im Gesicht, sowie an Hals und Nacken sichtbar.

Bei Jugendlichen kommen zu den Körperbeugen, Gesicht, Hals und Nacken auch noch häufig die Hände und Füße ins Spiel. Die Haut der betroffenen Stellen ist häufig gerötet und es zeigen sich Lichenifikationen. So heißen die Hautvergröberungen, die durch das ständige Kratzen ein wenig wie Baumrinde aussehen.

Man sollte jedoch wissen, dass die Neurodermitis sehr unterschiedlich verlaufen kann. Von den oben genannten Minimalvarianten bis hin zu einem vollständigen Befall der Haut.

Der wichtigste Schritt, um den Symptomen der Neurodermitis vorzubeugen, ist die richtige Basispflege und die gute Schulung der Betreuungspersonen.

Wie wird Neurodermitis untersucht?

Es gibt kaum eine Erkrankung, bei der es so viele Behandlungsmodelle und damit verbundene Irrtümer gibt. Bei schwer betroffenen Kindern grenzt es fast an unterlassene Hilfeleistung, wenn bewährte Therapieschemata zugunsten von zum Teil fragwürdigen Therapieversprechen aufgegeben werden. Die Diagnostik und spätere Eingrenzung des atopischen Ekzems hängt in erster Linie von der Gewissenhaftigkeit ab, mit der Eltern und Arzt zusammenarbeiten und gemeinsam eine vertrauensvolle Basis entwickeln. Das fängt bereits bei der Erhebung der Krankengeschichte, der sogenannten Anamnese, an. Die Eigenanamnese können bereits die Eltern durchführen. Treffen mehrere Hinweise auf eine atopische Erkrankung (Atopie-Stigmata) zu? Haben die Eltern atopische Erkrankungen oder zeigen sich bereits bei einer Schwester oder einem Bruder die typischen Merkmale der Neurodermitis? Gibt es weitere direkte Familienangehörige, die die Krankheit hatten oder haben? Schon vor dem ersten Arztbesuch kann man für sich diese Fragen klären und wertvolle Hinweise für die Diagnostik geben. Der Arzt selbst wird dann noch einmal alle Aspekte durchgehen und, wenn nötig, hinterfragen.

Danach erfolgt die Untersuchung des gesamten Hautorgans. Der Arzt erstellt auf Basis seiner Befunde schließlich auch Differenzialdiagnosen, um andere Hautkrankheiten wie Pilzerkrankungen, ein seborrhoisches Ekzem, Windeldermatitis oder sonstige Ekzeme, die sich mit Neurodermitis verwechseln lassen, sicher ausschließen zu können. Ein weiterer Schwerpunkt der Untersuchung ist die Objektivierung des Schweregrades. Mit dem sogenannten Haut-Score werden die betroffenen Hautflächen genau lokalisiert und eine Diagnose in Bezug auf Komplikationen der aufgekratzten Haut, zusätzliche Pilzerkrankungen, bakterielle Infektionen mit Strepto- oder Staphylokokken oder Viruserkrankungen und Herpes gestellt.

Da das atopische Ekzem selten allein auftritt, werden zusätzlich bestehende Allergien wie zum Beispiel Nahrungsmittelallergien oder eine Pollenallergie erfragt und eventuell mittels Allergietestungen und Bluttests diagnostiziert. Ein positives Ergebnis im Allergietest ohne nachweisbare Verschlechterung des Befundes im Alltagsleben sollte jedoch nicht zu strikten Diäten führen! Um hier genau Klarheit zu schaffen, empfiehlt sich für Eltern das Führen eines Krankentagebuchs. Was isst das Kind? Gibt es Vorfälle im Magen-Darm-Trakt? Finden erneute Krankheitsschübe statt? Wie lange dauert es, bis die akuten Schübe wieder abklingen? Hat das Kind Appetit und wie ist die allgemeine Stimmungslage? Gibt es Nahrungsmittel, die mein Kind nicht mag?

Denn oftmals essen betroffene Kinder intuitiv keine allergieauslösenden Speisen. Selbst den aufmerksamsten Eltern entgeht in der Alltagshektik manchmal, dass sich ihr Kind zurückzieht und in einer stillen Ecke leise vor sich hin wimmert. Diese selbst gewählte Isolation ist nicht selten bei Kleinkindern zu beobachten. Derartige psychologische Faktoren festzustellen und zu analysieren, ist eine wichtige Voraussetzung für die weitere Behandlung.

Richtige Ernährung ist das A & O neben der richtigen Hautpflege

Es gibt kaum eine Krankheit, über die so viel Halbwissen und falsche Informationen im Umlauf sind wie bei Neurodermitis. Zu diesen Irrtümern gehört auch, dass die Neurodermitis meistens eine Nahrungsmittelallergie ist. Richtig ist jedoch, dass bei einigen atopischen Kindern die falsche Ernährung manchmal einen Schub auslösen kann.

Neben den Symptomen auf der Haut wird diese akute Situation zusätzlich oftmals leider auch von Blähungen, Magenkrämpfen, Durchfällen, Zungenbrennen und Unwohlsein begleitet. Dennoch gibt es kein Patentrezept, mit dem sich die richtige Ernährung sofort planen ließe. Es sind immer nur Anhaltspunkte, die gleichwohl wichtig sind. Anhand eines von den Eltern genau geführten Tagebuchs über den Krankheitsverlauf wird immer zusammen mit dem Arzt oder einer Ernährungsberatung ein Ernährungsplan erstellt, der eventuell vorliegende Nahrungsmittelallergien berücksichtigt. Ausgerechnet Milch wird in den ersten zwei Lebensjahren manchmal nicht vertragen. Es kommt zu einer Reaktion auf bestimmte Eiweißanteile in der Kuhmilch. Darum gilt: Neurodermitis-Babies sollten so lange wie möglich gestillt werden. Als Minimum empfiehlt sich ein halbes Jahr. Kann die Mutter nicht stillen, ist eine sogenannte hypoallergene Babynahrung ratsam.

Bei der Nahrungserweiterung beginnt man am besten mit geriebenen Äpfeln und Birnen. Das schont und stärkt den Darm der Neurodermitis-Babies, der sehr wichtig für das gesamte Immunsystem ist und allzu häufig allergisch reagiert. Als erstes Getreide sollten wassergekochter Reis oder Hirse, übliches Brotgetreide aber keinesfalls vor dem sechsten Lebensmonat verabreicht werden. Auf Weizen sollte im Verdachtsfall verzichtet werden. Er ist als Auslöser von zusätzlichen allergischen Reaktionen bekannt. Später, bei der Umstellung auf Normalkost, geht man mit einfachen Salzkartoffeln und etwas Gemüse sicher, dass die Darmflora nicht umkippt.

Fleisch löst, soweit bekannt ist, selten allergische Reaktionen aus. Später sollten Eltern vorsichtig Buttermilch, Joghurt oder Dickmilch ausprobieren, um festzustellen, ob das Kind die Milchbestandteile verträgt. Die Umstellung muss immer in Absprache mit dem behandelnden Arzt erfolgen. Auch hier wird zur Abklärung ein gut geführtes Krankheitstagebuch wertvolle Erkenntnisse liefern.

Nicht so viel kratzen – Voraussetzungen für eine erfolgreiche Behandlung

Gerade Kleinkinder leiden besonders unter der Neurodermitis und ihren vielfältigen Folgen. Umso wichtiger ist es, dass das Kratzen soweit wie irgend möglich vermieden wird, um bakteriellen Hautentzündungen vorzubeugen und die weitere Behandlung nicht zu gefährden. Das ist jedoch oft leichter gesagt als getan. Gutes Zureden alleine reicht oft nicht aus. Der Juckzwang ist enorm. Man kann ihm nur aktiv entgegenwirken. Seit einiger Zeit gibt es spezielle Schlafanzüge, die angenähte Fäustlinge und Füßlinge besitzen. Diese verhindern, dass Kinder sich im Schlaf blutig kratzen. Kleine Kratzwunden, die Neurodermitis leider immer mit sich bringt, heilen deutlich schneller ab oder entstehen im besten Fall erst gar nicht. Zur Vorsorge gehört aber auch, dass man äußere Reize, so weit das natürlich möglich ist, vermeidet. Auf die richtige Kleidung kommt es an. Sie sollte luftig sein und nicht allzu eng anliegen. Empfehlenswert ist Kleidung aus reiner Baumwolle. Diese ist nur mit wenig Waschmittel und vor allem ohne Weichspüler zu waschen. Pullover, Jacken und Hosen aus Polyester und Spandex sollten unbedingt vermieden werden. Das Gleiche gilt für Wollkleidung.

Was ist die beste Therapie?

Eltern eines Kindes mit einem atopischen Ekzem wünschen sich natürlich nichts sehnlicher als eine sehr gute Therapie. Fast jede Erkrankung hat individuelle Ausprägungsformen, die ein Dermatologe genau berücksichtigen sollte. Eine mittelschwere bis schwere Neurodermitis muss unbedingt vom Arzt betreut werden. Neben den schulmedizinisch bewährten Behandlungsmethoden gibt es eine Vielzahl von Allgemeinmaßnahmen, die genau auf das persönliche Krankheitsbild des Kindes abgestimmt sind. Dazu zählen vor allem die Reduktion und Vermeidung aller Provokationsfaktoren. Die Behandlung des Juckreizes steht natürlich an oberster Stelle. Zu den nicht medikamentösen Therapiemöglichkeiten zählen:

- eine gute Basispflege
- Vermeidung von Provokationsfaktoren
- Eliminationsdiät bei nachgewiesener Nahrungsmittelallergie
- längerer Aufenthalt in sogenanntem pollenarmen Reizklima (Hochgebirge oder Nordsee)
- Schulungs- und Rehamaßnahmen
- Entspannungstechniken wie autogenes Training

Welche Medikation ist die richtige?

Basispflege

Der Grundpfeiler der Therapie ist die richtige Basistherapie, die die gestörte Hautbarriere stabilisiert, fehlende Lipide ergänzt und den Feuchtigkeitsverlust reduziert. Der täglichen Pflege kommt eine mindestens genauso große Bedeutung wie der eigentlichen Therapie zu. Es sollten immer Pflegeprodukte ohne Emulgatoren verwendet werden die einen Spender haben, so dass man nicht selbst mit dem Pflegeprodukt in Berührung kommt. Dadurch wird verhindert, dass Bakterien in das Pflegeprodukt geraten. Die Eltern sind auf der sicheren Seite, wenn sie gezielt auf dermatologisch getestete Produkte aus der Apotheke oder Empfehlungen vom Facharzt setzen. Sollten allerdings bereits Stellen infiziert sein, müssen sie unbedingt vom Hautarzt behandelt werden.

Bei akut geschädigter Haut sind Badezusätze nur sehr sparsam zu verwenden, und wenn, dann nur welche, die rückfettend sind. Nach dem Baden oder Waschen muss die Neurodermitis-Haut immer rückgefettet werden. Cremes sollten frei von Duft- und Konservierungsstoffen sein. Man hat aber nie die Gewähr, dass ein Produkt ohne Konservierungsstoffe auch geeignet ist. Eltern müssen einfach ausprobieren, welches Produkt von ihrem Kind am besten angenommen wird. So individuell das atopische Ekzem ist, so individuell ist eben auch die Pflege, mit der man der betroffenen Haut begegnet. Ob eine fettige Salbe, eine Creme oder eine leichte Lotion angewendet wird, hängt immer vom aktuellen Krankheitszustand ab. Grundsätzlich gilt der alte dermatologische Grundsatz: „Feucht auf feucht, trocken auf trocken." In akuten, nässenden Ekzemphasen sollten kühlende feuchte Umschläge oder wasserreiche Lotionen angewendet werden. Während subakuten und chronischen Ekzemphasen mit trockenen Ekzemen müssen stärker rückfettende Präparate wie fettreiche Cremes, Lipolotionen oder Salben zum Einsatz kommen.

Die Auswahl der pflegenden Inhaltsstoffe sollte altersentsprechend erfolgen: Bei Säuglingen und Kleinkindern sind harnstoffhaltige Produkte noch nicht zu verwenden, da diese zu Brennen und Spannungsgefühl der Haut führen können. Hier werden gerne Dexpanthenol und Glycerol als feuchtigkeitsspendende Inhaltsstoffe verwendet. Von älteren Kindern wird der stark feuchtigkeitsbindende Harnstoff meist gut vertragen. Der oft unerträgliche Juckreiz kann mit Hilfe von Juckreiz lindernden Zubereitungen wie Menthol- oder Polidocanol-haltigen Lotionen sowie mit gekühlten Pflegeprodukten abgemildert werden.

Medikamentöse Therapie

Akute und schwere Schübe müssen medikamentös behandelt werden. Man unterscheidet die Lokaltherapie in Form wirkstoffhaltiger Cremes und Salben und die innerliche Therapie. Ausgeprägte Ekzeme benötigen den richtigen

Einsatz von kortisonhaltigen Präparaten oder sogenannten Immunmodulatoren in Creme- oder Salbenform. Sie begünstigen die Ekzemabheilung, lindern den oft quälenden Juckreiz und sorgen somit für eine stabile psychische Konstitution der jungen Patienten. Man sollte auch nicht außer Acht lassen, dass die neuen Generationen der Kortisonsalben bei hoher Wirksamkeit ein sehr viel geringeres Risiko an Nebenwirkungen haben (erweiterte Äderchen, dünne Haut, Entzündungen), als es früher der Fall war. Das viele Halbwissen, das aktuell in den Internetforen gestreut wird, verunsichert betroffene Eltern mitunter. Natürlich soll und darf Kortison nicht gleich über Monate täglich angewendet werden. Die Kortisonpräparate werden einmal täglich, im Idealfall abends angewendet. Sie dürfen bei Befundbesserung nicht abrupt abgesetzt, sondern müssen fließend ausgeschlichen werden. Die Immunmodulatoren Tacrolimus und Pimecrolimus sind aus der Neurodermitistherapie heute nicht mehr wegzudenken.

Sie werden gerne mit Kortisonpräparaten kombiniert, zum Beispiel für die Anwendung im Gesichtsbereich, am Auge oder in den Achsel- und Leistenregionen. Sie unterdrücken das lokale Immunsystem der Haut und lassen die Ekzeme abheilen. Als Nebenwirkungen werden anfängliches Brennen, entzündete Haarfollikel und ein leicht erhöhtes Infektionsrisiko der Haut beobachtet. Die oft erwähnte Gefahr, dass sich vermehrt Hauttumore entwickeln könnten, wurde über einen Behandlungszeitraum von zehn Jahren nicht bestätigt. Sowohl mit neueren Kortisonpräparaten als auch mit den Immunmodulatoren wird oft eine proaktive Therapie im erscheinungsfreien- oder -armen Hautzustand durchgeführt. Bei der proaktiven Therapie werden die Medikamente zweimal pro Woche zur Prophylaxe neuer Schübe auf die Haut aufgebracht. Bakteriell superinfizierte Ekzeme müssen mit desinfizierenden und/oder antibiotikahaltigen Lokaltherapien behandelt werden. In schweren Fällen kann auch die Einnahme von Antibiotika notwendig werden.

Sehr schwere, kaum therapierbare Schübe erfordern eventuell den Einsatz von Kortisontabletten oder eines Immunsuppressivums (wie Cyclosporin A). Diese Therapieformen sind ausschließlich Härtefällen vorbehalten. Darüber hinaus gibt es sehr bewährte Medikationen auf pflanzlicher und homöopathischer Basis, die in leichteren Fällen begleitend helfen können. Sie werden direkt auf die Situation des Patienten abgestimmt. Es ist jedoch dafür erforderlich, einen Therapeuten zu konsultieren, der schulmedizinisches und homöopathisches Wissen in seiner Therapie vereint. Ziel ist es in erster Linie, zusammen mit dem Arzt einen langfristigen Therapieplan zu entwickeln, der die richtige Medikation einleitet, die Vermeidung von Provokationen plant und Rücksicht auf die sozialen Komponenten wie Familie, Umfeld, Kindergarten oder Schule nimmt.

Wie sollten Eltern mit der Krankheit ihres Kindes umgehen?

Der Umgang mit dem atopischen Ekzem ist nicht nur ein therapeutisches Problem oder eine Frage der richtigen Pflege. Gerade Eltern stehen vor einer neuen, nicht zu unterschätzenden Herausforderung. Ihr Stress und ihre Anspannung übertragen sich oftmals auch wieder auf ihr Kind, was einen Teufelskreis auslösen kann. Das muss unter allen Umständen verhindert werden. Es würde nur neue Schübe auslösen. Was ist also die beste Form des Umgangs mit dieser Krankheit? Das Familienleben soll von Harmonie getragen werden. Das ist häufig leichter gesagt als getan. Entspannungstechniken wie progressive Muskelentspannung oder autogenes Training sind sehr hilfreich und fördern den positiven Umgang mit Konfliktsituationen deutlich. Dazu gehört auch, dass die Krankheit des Kindes nicht zum reinen Mittelpunkt des Familienlebens werden darf. In der Erziehung ist es darum besonders wichtig, anderen Eigenschaften des Kindes Aufmerksamkeit zu schenken. Jedes Kind hat Talente. Sie sollten gefördert werden. Es muss verhindert werden, dass die Neurodermitis zu viel Einfluss auf die seelische Entwicklung des Kindes nimmt.

Das Gleichgewicht innerhalb der Familie muss unbedingt erhalten bleiben, gerade wenn weitere Geschwister vorhanden sind. Das neurodermitiskranke Kind muss ein eigenes Selbstbewusstsein entwickeln. Falsche Rücksichtnahme verhindert das nur. Wann braucht man professionelle psychologische Hilfe? Nur wenn die familiäre Balance wirklich aus den Fugen gerät. Aber so weit muss es nicht kommen. Viele Eltern machen instinktiv vieles richtig. Wer für sein Kind nur das Beste will, sollte es so normal behandeln wie möglich. Für alles andere sind der Hautarzt, der gute Wille und die genannten Regeln unerlässlich.

Allergien – die Unbekannten mit der großen Wirkung

Allergische Reaktionen haben in den letzten Jahrzehnten massiv zugenommen. Das betrifft auch bereits Kleinkinder und Jugendliche. Kinder, deren Eltern oder Geschwister unter Allergien leiden, entwickeln im Verlauf ihres Lebens mit großer Wahrscheinlichkeit ebenfalls eine Allergie. Sind beide Elternteile betroffen, ist das Risiko für eine Allergiker-Karriere sogar achtmal so hoch wie bei einem Kind aus einer Nicht-Allergiker-Familie. Nikotinkonsum während der Schwangerschaft oder in der Stillzeit erhöht das Risiko zusätzlich. Sicherlich spielen Umwelteinflüsse und psychosomatische Faktoren auch eine Rolle und können somit Krankheitsschübe durchaus begünstigen. Eine hinreichende Erklärung bieten sie dennoch nicht. Der Mensch hat ein starkes, sehr flexibles Immunsystem. Dieses wird vermutlich aufgrund der zunehmend besseren Hygienesituation in den westlichen Ländern lange nicht mehr so stark und so früh gefordert, wie es vielleicht nötig wäre. Warum es ausgerechnet bei Allergien überreagiert, ist bislang weitestgehend unbekannt. Eine Therapie, die die Ursache einer Allergie definitiv beseitigt, gibt es allerdings bis heute nicht. Neben den Atemwegen und den Schleimhäuten (Augen, Nase, Mund und Verdauungstrakt) ist natürlich auch die Haut immer ein Spiegelbild allergischer Reaktionen. Dennoch: Es gibt eine Vielzahl von Möglichkeiten, allergischen Reaktionen vorzubeugen oder sie weitestgehend einzudämmen.

Wie entstehen Allergien?

Das Immunsystem unterscheidet körpereigene von körperfremden Stoffen. In der Regel kann das Immunsystem die körperfremden Stoffe, die sogenannten Antigene in harmlose und gefährliche Substanzen einordnen. Bei einer Allergie kommt es zu einer übertriebenen Reaktion des Immunsystems auf im Normalfall harmlose Umweltstoffe. Diese Antigene, die an der Entstehung einer Allergie beteiligt sind, nennt man auch „Allergene". Gegen viele Fremdstoffe ist der Körper immun, entweder bereits von Geburt an oder eben durch die später entwickelte Immunität gegen Antigene wie Viren und Bakterien. Wer erkennt und bekämpft aber die Fremdstoffe? Zuständig dafür sind die Lymphozyten, die Antikörper produzieren, welche die Antigene (bzw. Allergene) binden und anschließend zerstören. Nach der ersten Reaktion auf ein Antigen (Allergen) ist das Immunsystem entsprechend vorgewarnt und kann auf weiteren Kontakt entsprechend reagieren.

Das Immunsystem stuft eigentlich ungefährliche Substanzen (beispielsweise Pollen) als gefährlich ein und reagiert so, als würde es gefährliche Stoffe wie Krankheitserreger bekämpfen. Es werden zu viele Antikörper gebildet. Dabei werden Histamin und andere Mediatoren freigesetzt, die die allergischen Symptome verursachen. Sie treten als Hautausschläge, Niesanfälle, Schnupfen, Bindehautreizung, Übelkeit oder Durchfall in Erscheinung und nicht selten in Kombination. Aktuell sind etwa 20.000 Allergene identifiziert. Bereits in den ersten Lebensmonaten und -jahren können sich Reaktionen zeigen, die nicht unbedingt einen allergischen Hintergrund vermuten lassen. Werden die Symptome nicht richtig behandelt, kann der Krankheitsverlauf ungehindert fortschreiten: Aus dem Heuschnupfen kann sich durch den sogenannten Etagenwechsel ein allergisches oder gar chronisches Asthma entwickeln. Dabei lassen sich chronische Krankheitsbeschwerden durch Frühdiagnostik häufig vermeiden.

Welche Symptome weisen auf eine Allergie hin?

Tränende Augen, juckende Haut, Atemnot oder Bauchkrämpfe – jedes vierte Kind in Deutschland leidet inzwischen unter einer atopischen Erkrankung. Und die Tendenz steigt. Unter Atopie versteht man eine Überempfindlichkeit von Haut und Schleimhäuten gegenüber Allergenen wie Pollen, Tierhaaren, Hausstaubmilben oder bestimmten Nahrungsmitteln, die für andere Menschen harmlos sind. Als Folgen dieser Empfindlichkeit können Nahrungsmittelallergien, allergische Rhinokonjunktivitis (Heuschnupfen), allergisches Asthma oder Neurodermitis (atopisches Ekzem) auftreten.

Bei Verdacht auf eine Allergie ist es sinnvoll, wenn Eltern ein Allergie-Tagebuch führen, in dem die Symptome beschrieben werden. Wann treten sie auf? Und mit welcher Intensität? Die Auswertung bietet dem behandelnden Arzt wichtige Anhaltspunkte. Symptome, die auf eine Allergie hinweisen, sind Hautausschläge, Schwellungen im Gesicht, Mund- und Rachenraum, Nesselfieber, spontan auftretender Juckreiz, immer wiederkehrende oder jahreszeitlich abhängige Bindehautentzündung, Schnupfen oder Niesanfälle, Erbrechen, Blähungen oder plötzlich auftretender Durchfall nach dem Genuss bestimmter Speisen.

Allergietests geben Sicherheit

Der behandelnde Arzt befragt nicht nur die Eltern der jungen Patienten. Um letzte Sicherheit zu bekommen, führt er auch die nötigen Allergietests durch. Ein gängiger Test ist der Pricktest, der den Nachweis über eine Pollen-, Nahrungsmittel- oder Tierhaarallergie erbringen kann. Eine Auswahl der häufigsten Luft- oder Nahrungsmittelallergene wird auf die Haut getropft und anschließend mit einer kleinen Lanzette leicht angestochen, so dass die Substanz in die Oberhaut eindringen kann. Nach rund 20 Minuten sieht man im Fall einer Allergie eine Reaktion in Form einer juckenden Quaddel mit Umgebungsrötung.

Beim Scratchtest wird die Haut zunächst oberflächlich angeritzt und anschließend das zu testende Allergen (zum Beispiel Tierhaare oder auch Lebensmittel) eingerieben. Diese Testungen sollten möglichst nicht bei akuten Allergiesymptomen durchgeführt werden, sondern im erscheinungsarmen Intervall. Mit Hilfe des Epikutantests können Kontaktallergien nachgewiesen werden. Dabei werden Pflaster mit den zu testenden Stoffen für 48-72 Stunden auf den Rücken aufgeklebt. Darüber hinaus können auch Bluttests weiterhelfen.

Therapie von Allergien

Die Therapie richtet sich vor allem nach der Art der Allergie und ihrer Ausprägung. Wenn das auslösende Allergen bekannt ist, ist die Allergenreduktion bzw. -vermeidung das oberste Gebot. Bei nicht zu vermeidenden Allergenen wie Pollen sind sogenannte Antihistaminika, Antipruriginosa oder Kortikoide Mittel der Wahl. Auch eine sogenannte Hyposensibilisierung (spezifische Immuntherapie) ist bei Allergien auf Gräser, Baum- und Getreidepollen, Hausstaubmilben sowie auf Bienen- und Wespengift möglich. Alle Allergiebehandlungen sollten vorher vom Arzt festgelegt und mit ihm besprochen werden. Weitere Allergieformen sind:

Kontaktekzem

Das Kontaktekzem ist eine Typ-IV-Allergie. Kommt es zur Sensibilisierung gegenüber einem Stoff, kann es bei erneutem Kontakt an der Stelle des Allergenkontaktes zu einer allergischen Reaktion kommen. Die Hauterscheinungen treten im Gegensatz zu den Typ-I-Allergien nicht sofort auf, sondern entwickeln sich mit einer Verzögerung von 24-72 Stunden. Sie äußern sich meist in Form einer Rötung mit Bläschen und/oder Papeln. Juckreiz oder brennende Missempfindungen sind häufig. In ausgeprägten Fällen kann es auch zu einer Streuung der Symptome kommen. Kontaktekzeme treten an Stellen auf, die in direktem Kontakt mit beispielsweise einem bestimmten Schmuckstück,

Kosmetikum oder Antibiotikum stehen. Häufigste Auslöser sind beispielsweise Nickelsalze, die man in Schmuck, Uhren oder Münzen findet, Chromate, die in Zement und Leder enthalten sind, aber auch Formalin, Duftstoffe, Farbstoffe, Terpentin oder Pflanzeninhaltsstoffe. Behandelt wird das Kontaktekzem mit kortisonhaltigen Cremes und Salben. In besonders schweren Ausprägungen können kurzzeitig Kortisontabletten erforderlich sein. Wichtig ist vor allem später aber ein Allergietest (Epikutantest), um die Ursache genau zu definieren, damit das auslösende Allergen in Zukunft gemieden werden kann.

Sonnenallergie – wenn Licht zur Qual wird

Eine Sonnenallergie tritt zweifelsfrei dann auf, wenn nach der Sonneneinstrahlung im belichteten Areal ein rötliches, juckendes Ekzem auf der Haut zu erkennen ist, oder auch nur Juckreiz alleine auftritt. Hinter dem Begriff Sonnenallergie verstecken sich viele, zum Teil sehr unterschiedliche sonnenbedingte Hauterkrankungen, wie die polymorphe Lichtdermatose, die phototoxische Reaktion durch Wiesengräser oder die photoallergischen Reaktionen. Die Auslöser sind oft Fettstoffe, Emulgatoren oder chemische Lichtfilter, die in vielen Sonnenschutzmitteln enthalten sind. Sollten die Reaktionen sich nach kurzer Zeit nicht bessern, ist auf jeden Fall ein Arzt aufzusuchen.

Insekten – die kleine große Gefahr für Allergiker

Immer mehr Kinder sind von Insektengiftallergien betroffen. Ein Bienen- oder Wespenstich kann schwerwiegende Folgen haben. Die Allergie kann von Zungenbrennen und Nesselausschlag bis hin zum lebensbedrohlichen Schock reichen. In jedem Fall ist ein Arzt aufzusuchen, der sofort die richtige Behandlung einleiten kann. Bei bekannter Schockgefahr sollte stets eine Notfallset (siehe auch Notfallfinder) mit den entsprechenden Notfallmedikamenten in Reichweite sein. Der Nachweis der fraglichen Bienen- oder Wespengiftallergie kann mittels Allergietest erbracht werden. Wurde eine Insektengiftallergie bestätigt, kann eine Hyposensibilisierung geplant werden.

Special: Juckreiz

Wenn sich die Haut meldet

Juckreiz hat jeder von uns mindestens schon einmal gefühlt. Aber erkennt auch jeder seine Ursache? Und vor allem, was kann ich tun, ihn zu lindern? Hinter dem Spektrum von einem leichten bis hin zum fast wahnsinnig machenden Zwang, sich immer wieder kratzen zu müssen, können viele Ursachen stecken. Oft kann sich dahinter das Symptom einer Krankheit verbergen. Anhaltenden Juckreiz, Dermatologen bezeichnen ihn auch als „Pruritus", sollte man also nie auf die leichte Schulter nehmen, sondern genau den Grund erforschen, warum er gerade jetzt auftritt. Je eher die Ursache bekannt ist, umso schneller kann auch geholfen werden und das lästige Gefühl, das für Kinder besonders schlimm ist, verschwindet. Doch wie entsteht eigentlich ein Juckreiz?

Botenstoffe lösen den Juckreiz aus

Freigesetzt werden Juckreiz auslösende Botenstoffe durch Allergene, Nahrungsmittel, Ungeziefer wie Läuse, Medikamente, Pflanzen und Insektengifte oder trockene Haut sowie Stress. Juckreiz kann aber auch ganz harmlos sein und tatsächlich auf einem Nachahmungstrieb beruhen. Ganz nach dem Motto: Wenn einer sich juckt, jucken sich alle. Verantwortlich für dieses Verhalten sind die sogenannten Spiegelneuronen in der Großhirnrinde. Sie spiegeln sozusagen das Verhalten eines anderen wider, und das Gegenüber übernimmt es in seine aktuelle Handlung. Neben den organischen und neurowissenschaftlichen Ursachen für den Juckreiz gibt es aber auch eine psychische Komponente, die Kinder kaum betrifft.

Was kann sich hinter einem Juckreiz bei Kindern und Jugendlichen verbergen?

Ein Juckreiz kommt nie allein. Er wird meist von Hautveränderungen (Effloreszenzen) wie Rötungen, Krusten, Hyperpigmentierung, Flechten oder brennenden eitrigen Entzündungen begleitet.

Diese Effloreszenzen (siehe auch Kapitel 4.1.) sind wiederum ein Hinweis auf die unterschiedlichsten Krankheiten oder neue Krankheitsschübe eines atopischen Ekzems (Neurodermitis), einer Urtikaria (Nesselsucht), Windpocken oder verschiedener Allergien und bakterieller Hautentzündungen. Die bekannteste Ursache für den Juckreiz ist natürlich ein Insektenstich. Eltern sollten aber auch besonders auf die Folgeerscheinungen achten. Hat das Kind eine starke, ungewöhnliche allergische Reaktion? Das können Anzeichen für einen allergischen Schock sein. Dann muss unbedingt die entsprechende Soforthilfe eingeleitet werden. Auch durch das Aufkratzen entstehende Verunreinigungen (Infektionen z. B. durch schmutzige Fingernägel) können gefährlich werden (Blutvergiftung).

Was aber, wenn sich keine sichtbaren Hautveränderungen zeigen und das Kind dennoch unter Juckreiz leidet? Selbst dann muss ein Arzt aufgesucht werden. Eine Erkrankung der Organe könnte sich dahinter verbergen. Dazu zählen Cholestasesyndrom (Gallenstauung) und biliäre Zirrhose (seltene Autoimmunerkrankung der Leber) durch Anstieg der Gallensäure im Blutplasma, Niereninsuffizienz, Urämie (Harnvergiftung), Diabetes mellitus, Leukämie, Lymphome (Lymphknotenvergrößerung) oder Tumore – alle diese Erkrankungen sind jedoch glücklicherweise eher seltene Juckreizauslöser bei Kindern. Wie findet man nun die genaue Ursache des Juckreizes heraus?

Anhand des Quickfinders kann man sehr schnell feststellen, welche Erkrankung möglicherweise dahinter steckt. Kinder sollten darum auch sehr genau befragt und ihr Verhalten beobachtet werden, um die entsprechenden Rückschlüsse ziehen zu können. Mit dieser sogenannten Eigenanamnese lässt sich die Krankheit manchmal bereits richtig einordnen. Danach sollten Eltern entscheiden, ob sie mit ihrem Kind beim Hautarzt vorstellig werden müssen oder nicht.

Soforthilfe bei Juckreiz und einem allergischen Schock

Bei einem lokal eingrenzbaren Juckreiz, dessen Ursache vielleicht ein Insektenstich oder eine kleine allergische Reaktion ist, reicht eine sofortige Kühlung und das Aufbringen eines entsprechenden Gels (Antihistaminikum oder schwaches Kortisonpräparat), das in keiner Hausapotheke fehlen sollte. Was aber tun, wenn sich ein anaphylaktischer Schock durch Hautrötungen, Quaddeln, Schwellungen der Gliedmaße, Juckreiz auf Haut und Schleimhaut und Atemnot ankündigt? Die verstärkte Histaminausschüttung sorgt für eine Kettenreaktion, bei der sich Blutgefäße weiten, dann der Blutdruck massiv absackt, so dass lebenswichtige Organe nur noch schlecht durchblutet werden. Ein schwerer Juckreiz kann bereits das erste Anzeichen für einen allergischen oder anaphylaktischen Schock sein. In dieser Situation muss sofort gehandelt und ein Notarzt gerufen werden. Jetzt gilt es Ruhe zu bewahren und vor allem das Kind zu beruhigen. Sollte es nicht unter Atemnot leiden, einfach Beine hochlegen und mit einer Decke umhüllen. Ist bei dem Kind eine solche Akutsituation schon einmal aufgetreten, sollte immer ein entsprechendes Notfallset mit den richtigen Medikamenten griffbereit in der Nähe liegen. Daraus können von den Eltern selbst nacheinander ein schnell wirkendes Antihistaminikum, ein schluckbares Kortison und eine Adrenalinspritze verabreicht werden. Adrenalin regt schon in wenigen Sekunden die Herz-Kreislauf-Funktionen wieder an. Die Atemorgane arbeiten nach kurzer Zeit wieder regelmäßig. Das Kortison hemmt die Entzündung und das Kind wird sich durch die rasche Verbesserung seines Allgemeinzustandes schnell beruhigen. Tritt ein solcher Schock das erste Mal auf, wird der behandelnde Arzt nach der genauen Ursache forschen. Oft hilft schon eine kleine Veränderung in den Lebensgewohnheiten oder in der Ernährung. Bei Schockzuständen durch Insektenstiche muss Vorsorge getroffen werden: Eltern sollten sich von einem Dermatologen/Allergologen ein Notfallset verschreiben lassen. Zudem kann dort über eine Desensibilisierung gegenüber Bienen- oder Wespengift beraten werden.

3.5. Risikofaktor Sonne – Verführung gegen alle Vernunft

Sonne bedeutet Leben. Wir blühen im wahrsten Sinne des Wortes auf, wenn es warm ist, kein Wölkchen den Himmel trübt und wir uns im Freien aufhalten können. Gerade für kleine Kinder ist das ein besonderes Erlebnis. Sie machen viele Erfahrungen, die für ihre weitere Entwicklung wichtig und gut sind. Aber UV-Strahlen fördern die Bildung von aggressiven freien Radikalen, welche die Körperzellen schädigen und Hautkrebserkrankungen verursachen können. Freie Radikale sind Verbindungen, die im Körper durch Oxidation (Zellatmung) entstehen. Mit jedem Schritt und mit jedem Atemzug laufen im Körper oxidative Prozesse ab. Die freien Radikale werden vom Körper in gewissen Mengen bekämpft, was Zellschäden verhindert. Schädliche freie Radikale entstehen jedoch nicht nur aufgrund von UV-Strahlung. Umweltgifte wie Autoabgase, Smog, Zigarettenrauch sowie Medikamente oder eine unausgewogene Ernährung unterstützen ihre Bildung ebenso.

Selbst wir Erwachsene sind aber oftmals unvernünftig und das hat seine Schattenseiten. Umfragen belegen immer wieder: Kaum einer weiß, wie lange er sich mit welchem Lichtschutzfaktor überhaupt in der Sonne aufhalten darf. Anders ist es bei Neugeborenen oder Babys: Sie gehören überhaupt nicht in die Sonne. Ihre Haut ist deutlich empfindlicher. Der UV-Eigenschutz ist noch nicht voll ausgeprägt. Und das hat Folgen: Die Haut besitzt ein Langzeitgedächtnis. Studien haben längst bewiesen, dass Kinder, die in den ersten Lebensjahren unter der Sonne zu leiden hatten, in späteren Jahren einem deutlich höheren Hautkrebsrisiko ausgesetzt sind als andere, ganz abgesehen von vorzeitig auftretenden Zeichen der Hautalterung. Wie lange ein älteres Kind oder Jugendlicher später in der Sonne bleiben kann, hängt vor allem auch von seinem Hauttyp ab.

Hauttypen nach Fitzpatrick

Typ 1 – keltisch

Sehr helle Haut, oft mit Sommersprossen; Augen hellblau oder grün; Haare blond bis rot. Bekommt immer Sonnenbrand und wird eigentlich nicht braun.
Sonnencreme: sehr hoher Sonnenschutz, Lichtschutzfaktor 40

Typ 2 – nordeuropäisch

Helle Haut, blaue, grüne oder graue Augen, blonde bis hellbraune Haare. Bekommt fast immer Sonnenbrand; wird schwach braun.
Sonnencreme: hoher Sonnenschutz, Lichtschutzfaktor 30

Typ 3 – mitteleuropäisch

Leicht bräunliche Haut, meist braune Augen, dunkelblonde oder braune Haare. Neigt nur bei intensiver Sonne zu Sonnenbrand; wird leicht braun.
Sonnencreme: mittlerer Sonnenschutz, Lichtschutzfaktor 20

Typ 4 – mediterran

Braune Haut, sehr dunkle Augen, dunkelbraune oder schwarze Haare. Hat fast nie einen Sonnenbrand; bräunt sehr schnell und intensiv.
Sonnencreme: Lichtschutzfaktor 15-20

Eltern sind der sicherste Sonnenschutz für ihr Kind

Wer auf den Hauttyp seines Kindes achtet und die entsprechenden Schutzmaßnahmen trifft, investiert in die gesunde Haut seines Nachwuchses. Dass Säuglinge und kleine Kinder nicht in die direkte Sonne gehören, versteht sich von selbst. Auch Kinder zwischen drei und sechs Jahren müssen von direkter Sonneneinstrahlung ferngehalten werden. Sogar bis zum zwölften Lebensjahr sollten sie sich nach Möglichkeit kaum in der direkten Sonne aufhalten. Das wirft natürlich die Frage auf: Wie verhalten sich fürsorgliche Eltern im Sommer?

Vergessen Sie bei alledem eines nicht: Sie sind das Vorbild. Gehen Sie mit gutem Beispiel voran. Wenn sie selbst die direkte Sonne meiden, werden es ihre Kinder auch tun. Es gibt darüber hinaus viele Möglichkeiten, wie man seine Kinder schützt, ihnen aber gleichzeitig einen unbeschwerten Sommer ermöglicht. Wichtig ist natürlich die Wahl des Sonnenschutzmittels. Für Kinder ist der physikalische Sonnenschutz am besten geeignet. Die in diesen Mitteln enthaltenen Mikropigmente lösen keine Allergien aus und wirken sofort nach dem Auftragen. Ihre lange Wirkdauer und Wasserfestigkeit sind für Kinder am Strand besonders geeignet. Lassen Sie Ihr Kind auch nicht für lange Zeit im Auto oder in der Nähe eines Fensters im Haus. Glas wirkt wie ein Beschleuniger oder gar Brennglas für die UV-Strahlung.

Sich mit seinen Kindern nur zu sonnenärmeren Stunden im Freien aufzuhalten ist oberstes Gebot. Und dann bitte mit der richtigen, sonnengerechten Kleidung. Dazu zählen T-Shirts, Hemden, Hosen, Baseballmützen mit langem Schirm oder Hüte und Nackenschutz sowie Schuhe, die wie Espadrilles den Fußrücken schützen. Eine Sonnenbrille mit UV-Filtern schützt die Augen. Beim Kauf von Kleidung sollte man auf den entsprechenden UV-Schutz achten. Das Prüfsiegel „UV-Standard 801" garantiert die größtmögliche Sicherheit. Nach dem Baden in Pool oder Meer sollte der Sonnenschutz mit einem entsprechenden Lichtschutzfaktor regelmäßig erneuert werden. Gele oder Produkte auf Alkoholbasis sollten keinesfalls benutzen werden, da sie die empfindliche Kinderhaut schnell auslaugen. Auch sollte man auf Babyöl verzichten. Es fördert nur die Lichtempfindlichkeit der Haut.

Erste Hilfe bei Sonnenbrand

Trotz aller Vorsichtsmaßnahmen kann es dennoch zu einem Sonnenbrand kommen. Durch starke Sonneneinstrahlung auf der wenig oder sogar ungeschützten Haut entwickelt sich eine entzündliche Reaktion. In leichteren Fällen ist die Haut nur gerötet. Das entsteht durch die Erweiterung der Blutgefäße.

Bei einem schwereren Sonnenbrand kommt es neben einer starken Druck-empfindlichkeit an den betroffenen Stellen bereits zu schmerzhaften Verbrennungen und zur Blasenbildung. Nach ein paar Tagen pellt sich die obere Hautschicht ab. Die Haut ist dann ungeschützt und anfällig für bakterielle Entzündungen. Was hilft bei einem leichten Sonnenbrand? Kinder sofort aus der Sonne nehmen! Eine kühle Dusche und kalte feuchte Umschläge z. B. mit After-Sun-Lotionen bringen einen ersten schnellen Erfolg. Sie enthalten kühlende und hautberuhigende Substanzen.

Bei ausgeprägterem Sonnenbrand können leicht kortisonhaltige Lotionen die Symptome mildern und die Abheilung beschleunigen. Wenn es zu Schmerzen und erhöhten Temperaturen kommen sollte, helfen kindgerechte Schmerz- und Entzündungsmittel. Natürlich lindern auch bekannte und herkömmliche Hausmittel die Schmerzen. Kühler Quark oder Joghurt – am besten direkt aus dem Kühlschrank – auf die gerötete Haut aufgetragen, lindern den Schmerz und lassen die Entzündung abschwellen.

Aber Vorsicht: Haben sich bereits Blasen gebildet, muss auf den Einsatz von Joghurt oder Quark unbedingt verzichtet werden. Die Gefahr, dass Infektionen begünstigt werden, ist enorm hoch. In diesem Fall sollten Lotionen mit dem Wirkstoff Dexpanthenol oder leichte kortisonhaltige Lotionen verwendet werden. Bei einem Sonnenbrand sollten die Kinder auch viel trinken, damit das hauteigene Flüssigkeitsdepot zusätzlich aufgebaut wird.

Leidet das Kind unter Rötungen mit starken Schmerzen, Erbrechen, Kopf-schmerzen, steifem Nacken, Kreislaufstörungen oder haben sich großflächig Blasen gebildet, muss unbedingt ein Arzt aufgesucht werden. Nach einem Sonnenbrand dürfen Kinder mehrere Tage bis Wochen nicht in die direkte Sonne, da sich im Sonnenbrandareal unschöne, postentzündliche Über-pigmentierungen entwickeln könnten!

Special:
Der kleine
Reiseberater

Die richtige Wahl des Reiseziels

Jeder gelungene Urlaub beginnt mit der Auswahl des richtigen Reiseziels. Bei der Länge des Aufenthalts, sowie der Entscheidung für die geografische Lage des Urlaubslandes, sollte vor allem Rücksicht auf das Alter des Kindes genommen werden. Auch wenn es schwer fällt: Säuglinge und Kleinkinder gehören nicht in exotische Länder. Je jünger das Kind ist, desto näher sollten Sie am Heimatort bleiben und extreme Klimawechsel vermeiden, denn die überaus sensible Kinderhaut ist vielen Krankheitserregern noch nicht gewachsen. Vorsichtsmaßnahmen wie Händewaschen, Schlafen unter dem Schutz eines Moskitonetzes, sowie der vorsichte Umgang mit Obst und Gemüse unbekannter Herkunft sollten nicht nur für die Kinder auf Reisen selbstverständlich sein. Zu bedenken ist ebenfalls, dass das Tollwutrisiko in vielen Ländern ungleich höher ist als in hiesigen Breitengraden.

Auf die Art des Urlaubs kommt es an

Kinder lieben das Spielen im Sand, das Baden im See und im Meer oder einen Urlaub auf dem Bauernhof und den Kontakt zu heimischen Tieren. Doch auch hier sind in Bezug auf die Stressbelastung der kindlichen Haut einige gesundheitliche Regeln zu beachten, damit die gemeinsame Zeit für die ganze Familie entspannt und erholsam verläuft. Der falsche Umgang mit der Sonne stellt in diesem Zusammenhang einen großen Risikofaktor dar. Die Auswahl des Lichtschutzfaktors kann nicht hoch genug gewählt werden. Ab einem Lichtschutzfaktor von 40+ ist die Haut kleinerer Kinder für einen Aufenthalt in der Sonne von max. einer halben Stunde gut geschützt. Der Sonnenschutz muss unbedingt schon mindestens 20 Minuten vor dem Gang ins Freie aufgetragen und im Laufe des Tages immer wieder erneuert werden. Nase, Ohren und Schultern sollten immer mit Sun-Blocker eingerieben werden. Während der Mittagszeit bis hin zum frühen Nachmittag ist es ratsam, den Aufenthalt in den Schatten zu verlegen. Kommt es dennoch zu einem Sonnenbrand, helfen kühlende Gels und geeignete Hautcremes oder auch kalte Kompressen mit

Quark oder Joghurt. In den folgenden Tagen sollte besser auf direkte Sonneneinstrahlung verzichtet werden.

Qualle, Muschel und Seeigel – keine Angst vor Gefahren am Strand

Gerade am Strand und im Meer ist ein Kontakt mit scharfkantigen Muscheln im Sand oder Quallen und Korallen im Wasser oft schwer zu vermeiden. Eltern sollten ihre Kinder daher mit Badeschuhen ausstatten, auftretende Stich- und Schnittverletzungen mit Hilfe der Reiseapotheke säubern und versorgen. Kommt es nach dem Kontakt mit Quallen zu brennenden Hautrötungen, ist das zeitnahe Aufsuchen eines Arztes ratsam. Stacheln von Seeigeln dagegen können meist auch selbst mit einer Pinzette entfernt und die Wunde anschließend desinfiziert und entsprechend weiter versorgt werden. Tritt dennoch Fieber auf, ist der Besuch bei einem Arzt erforderlich.

Kinder im Wasser – wann endet das Vergnügen?

Die meisten Kinder können sich nur schwer von Wasser trennen. Doch wie lange dürfen kleine Kinder im Wasser bleiben? 15 Minuten sollten bei kälteren Temperaturen fürs Erste reichen. Aber auch die „Großen" dürfen ihr Bad nach 45 Minuten gerne einmal unterbrechen. Lassen sie sich nicht täuschen, Kinder unterkühlen auch bei sommerlichen Temperaturen schnell, und eine Erkältung oder eine andere Krankheit ist das Letzte, was sich Eltern im Urlaub wünschen. Und nicht vergessen: Auch wasserfeste Sonnenpräparate müssen nach dem Baden und dem Abtrocknen erneut aufgetragen werden.

Was ist der beste Schutz für Kinderhaut?

In vielen südlichen Ländern ist es sinnvoll, bei Kindern ein Kombinationspräparat aus Sonnen- und Insektenschutz anzuwenden. Damit wird den zwei großen Problemen Insekten und Sonne effektiver begegnet. Bestimmte Insektenstiche können unangenehme Reaktionen hervorrufen und generell für

die Kinder gefährlich oder bei einer Infektion durchaus auch lebensbedrohlich werden. Leichte langärmlige Kleidung, die möglichst viel Haut bedeckt, schützt hervorragend gegen Insektenstiche. Sollte das Kind dennoch einmal gestochen worden sein, kann mit kühlen und juckreizstillenden Gels schnell geholfen werden. Bessern sich die Symptome nach ein paar Stunden nicht, ist unverzüglich ein Arzt aufzusuchen. Neben Insekten sind Pilze und bestimmte, eigentlich harmlos aussehende Pflanzen und Obst wie Limonen eine weitere Gefahr, mit der die Kinderhaut leicht in Berührung kommen kann. Ausschlag und Juckreiz können die Folge sein. Ein nicht zu unterschätzendes Risiko lauert bei Bissverletzungen. Der Kontakt zu Tieren, die für ihr bissfreudiges Verhalten bekannt sind, ist unbedingt zu vermeiden. Jede Verletzung dieser Art sollte sich ein Arzt ansehen. Das gilt natürlich auch für Hautabschürfungen, die nicht so recht heilen wollen oder sich bereits entzündet haben. (Siehe auch Notfallfinder).

Was gehört in jede Reiseapotheke?

Um die Haut des Kindes jederzeit bestmöglich dermatologisch versorgen zu können, gehören folgende Dinge in jede Reiseapotheke:

1. Sonnenschutzmittel mit sehr hohem Lichtschutzfaktor (mindestens 40)

2. für Kinderhaut geeignete Desinfektionsmittel

3. Insektenspray

4. Pflaster

5. Wund- und Desinfektionssalbe

6. Antihistaminikum und leichte Kortisoncreme

7. Pinzette und Lupe

So wird der Urlaub einfach sonnig!

Kapitel 4

Wenn die Haut reagiert –

Hauterkrankungen und Möglichkeiten

der Behandlung

Effloreszenzen – die Sprache der kranken Haut

In der Dermatologie gibt es mehrere Erscheinungsbilder womit Hauterkrankungen beginnen und die wichtige Aufschlüsse über den Status und ihren Verlauf ergeben. Sie genau zu erkennen und einzuordnen, hilft nicht nur in der Eigenanamnese weiter. Mit den richtigen Fachbegriffen und der korrekten Benennung wird auch die Kommunikation mit dem Hautarzt deutlich erleichtert. Sie sind als erste Einordnung wichtig, um sicherzugehen, ob und wann ein Hautarzt hinzugezogen werden muss und was die ersten Schritte in einem Notfall oder bei einem akuten Krankheitsschub sind. Die Erscheinungsbilder nennt man in der Fachsprache auch Effloreszenzen. Mit dem Quickfinder lässt sich anhand der erkannten Effloreszenz eine Vorbestimmung der Krankheit vornehmen.

Es beginnt vielleicht mit einer unscheinbaren Rötung oder einer plötzlichen Blasenbildung. Diese erste, typische Erscheinungsform einer Hauterkrankung nennt man auch Primäreffloreszenz. Sie entwickelt sich auf der gesunden Haut und ist ein erstes Anzeichen einer Erkrankung.

Primäreffloreszenzen und ihre genaue Bestimmung

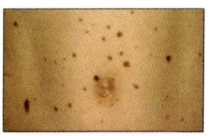
Ein **Fleck (Macula)** ist eine einzelne Farbveränderung auf der Oberfläche der Haut, die nicht tastbar ist. Ihr Durchmesser beträgt höchstens 1 cm.

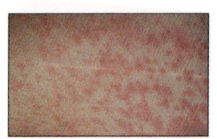
Die Petechien und Purpura sind rötliche, nicht wegdrückbare Flecken.

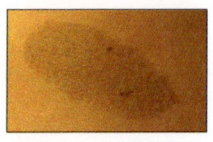
Als **Patch** bezeichnet man einen Fleck, dessen Durchmesser größer als 1 cm ist.

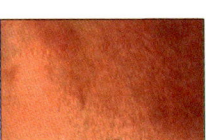

Ein **Erythem** ist eine großflächige Rötung der Haut.

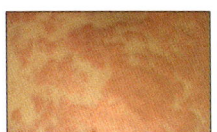

Der **Quaddel (Urtica)** liegt oft eine akut auftretende Schwellung in der oberen Dermis zugrunde. Sie ist leicht erhöht, weißlich und rötlich gefärbt. Die Größe kann zwischen wenigen Millimetern und mehreren Zentimetern liegen. Oft besteht eine Umgebungsrötung.

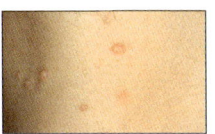

Die **Papeln** sind bis erbsengroße, tastbare Gewebevermehrungen. Mehrere Papeln aneinander können einen Plaque ergeben.

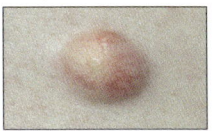

Eine Papel mit mehr als 1 cm Durchmesser wird auch als **Knoten (Nodus)** bezeichnet, ein großer Knoten auch als **Tumor**.

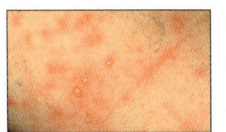

Ein **Bläschen** wird vom Dermatologen auch Vesikel genannt. Es ist mit klarer Flüssigkeit gefüllt und nicht größer als 1 cm im Durchmesser.

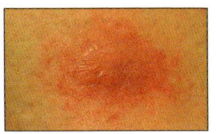

Die **Blase (Bulla)** ist ein mit klarer Flüssigkeit gefüllter Hohlraum und hat einen Durchmesser von mehr als 1 cm.

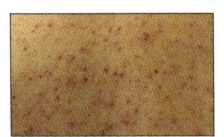

Die **Pustel** ist ein mit Eiter gefülltes Bläschen. Der Pustelinhalt kann steril oder bakteriell besiedelt sein.

Sekundäreffloreszenzen – die zweite Form der Effloreszenz

Sekundäreffloreszenzen entstehen durch das Fortschreiten der Hauterkrankung oder können auch ein Anzeichen von Heilungsvorgängen sein.

Schuppen bilden sich durch Austrocknung oder eine verminderte Fettproduktion und beschleunigtes Zellwachstum.

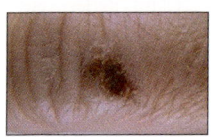

Eine **Erosion** ist eine Abschürfung der oberen Epidermiszellen. Es bleiben keine Narben zurück.

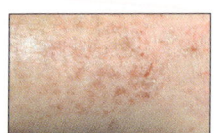

Eine **Exkoriation** ist eine Erosion, die allerdings alle Schichten der Oberhaut betrifft. Es kommt zu kleinen Einblutungen. Narbenlose und narbige Abheilung ist möglich.

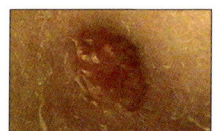

Ein **Geschwür (Ulkus)** ist ein Defekt in der tiefer liegenden Dermis mit narbiger Abheilung.

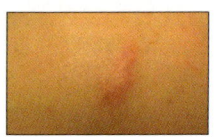

Narben bestehen aus neu gebildetem Bindegewebe als Ersatz für verloren gegangene Hautsubstanz.

Was macht der Hautarzt?

Wer mit seinem Kind den Hautarzt konsultiert, hat bereits eine Auffälligkeit auf der Haut festgestellt. Vielleicht konnte bereits eine entsprechende Primäreffloreszenz zugeordnet werden. Im Gespräch, der Anamnese, stellt der Dermatologe die Frage, ob bestimmte Hautkrankheiten wie beispielsweise eine Neurodermitiserkrankung in der Familie vorliegen. Danach wird er die Haut des Kindes sehr genau untersuchen. Dazu gehört die Bestimmung des Hauttyps und der Verteilung und Abgrenzung der Effloreszenzen.

Zur genauen Beurteilung von Hautveränderungen wird der Hautarzt eine völlig schmerzfreie sogenannte Auflichtdermatoskopie durchführen. Der Begriff klingt kompliziert, dahinter verbirgt sich jedoch ein einfaches Untersuchungsverfahren. Das Dermatoskop (eine Kombination aus Taschenlampe und Mikroskop) kann dem Dermatologen mit einer 10-fachen Vergrößerung Aufschluss beispielsweise über die genaue Pigmentzeichnung, Einblutungen, Parasiten sowie den Aufbau von Tumoren geben. In den meisten Fällen kann auf diesem Weg eine Blickdiagnose gestellt und eine Therapie eingeleitet werden.

Im Zweifelsfall wird zur Diagnosesicherung eine Hautbiopsie in örtlicher Betäubung durchgeführt. Dabei wird mittels einer Stanze ein winziges Gewebestück entnommen, das im Anschluß in einem speziellen Labor aufgearbeitet und feingeweblich (histologisch) untersucht wird.

Bei chronischen Erkrankungen und zur Muttermal-Beurteilung kann eine Fotodokumentation hilfreich sein. Weiterführende Untersuchungen (z. B. Abstriche auf Bakterien und Pilze, Blutuntersuchungen, Allergietestungen) werden bei Bedarf zusätzlich zur Diagnosesicherung eingeleitet.

Quickfinder

Veränderungen der Haut – vom Symptom zur Diagnose

Veränderungen der Haut – vom Symptom zur Diagnose

Die Haut reagiert auf viele Einflüsse. Ein roter Fleck, ein dunkler Knoten oder ein weißes Bläschen? Welche Hautkrankheit könnte sich hinter der Irritation verbergen? Der Quickfinder verschafft Klarheit und weist als Entscheidungshilfe den Weg zwischen Hautarzt und Selbstbehandlung.

Quickfinder Kapitel 1 bis 6

1. Fleckförmige (makulöse) Hautveränderungen
   A: Weiße und helle Flecken (Maculae)
   B: Rote Flecken (Maculae)
   C: Dunkle Flecken (Maculae)
   D: Flecken mit Schuppung

2. Quaddelige (urtikarielle), knotige (nodöse) und papulöse Hautveränderungen
   A: Rote und weiße Quaddeln
   B: Weißliche, hautfarbene und hellrote Knoten und Papeln
   C: Rote Knoten und Papeln
   D: Dunkle Knoten

3. Blasige Hautveränderungen
   A: Kleinblasige (vesikulöse) Hautveränderungen
   B: Großblasige (bullöse) Hautveränderungen

4. Pustulöse Hautveränderungen

5. Häufige Erkrankungen der Mundschleimhaut

6. Häufige Erkrankungen der behaarten Kopfhaut

Erläuterung der Quickfindergrafik

Aussehen/Anzahl

Jede Hautveränderung hat eine bestimmte Form und eine entsprechende Farbe. Anhand der Beschreibung des Aussehens und der Anzahl der Herde kann das Krankheitsbild bereits grob eingeordnet werden.

Körperstelle/Zuordnung

Die Krankheitsbilder weiter eingegrenzt und genau lokalisiert.

Begleitsymptome

Es können zusätzliche Begleitsymptome wie Juckreiz, Fieber, Schüttelfrost, grippale Infekte, Kopfschmerzen, Bauchschmerzen und Lymphknotenschwellungen auftreten.

Diagnose

Je eindeutiger das Krankheitsbild eingegrenzt werden kann, desto genauer lässt sich die Hautveränderung erkennen und bestimmen.

Ampelmodell

Die Symbole des Ampelmodells dienen der Entscheidungshilfe.
Sie weisen den Weg zwischen dem Hautarzt und der Selbstbehandlung.

✚	Rotes Kreuz	=	sofort zum Arzt
✚	Gelbes Kreuz	=	Abwarten und Eigentherapie möglich, bei Verschlechterung oder Therapieresistenz zum Arzt
✚	Grünes Kreuz	=	Mittelfristig zum Arzt zur Abklärung der Diagnose und der weiteren Therapieplanung
⌂	Grünes Haus	=	Selbstbehandlung zu Hause möglich
●	Rotes Tröpfchen	=	Ansteckungsgefahr
⌯	Fieberthermometer	=	Fieber möglich

1. Fleckförmige (makulöse) Hautveränderungen

A: Weiße und helle Flecken (Maculae)

Aussehen	Anzahl	Körperstelle
scharfe Begrenzung	meist einzeln	überall möglich
rund, scharf begrenzt, mittig dunkler Pigmentfleck	meist einzeln	überall möglich
scharf begrenzte, weiße Herde	Einzelherd oder mehrere flächige Herde	überall möglich, oft Gesicht, Hände, Genitalen
unscharfe Flecken, im Sommer heller, im Winter dunkler als die restl. Haut	viele kleine Herde	meist Rücken und Brust
unscharfe Begrenzung, diskrete trockene Schuppung	einzeln oder mehrere	meist Gesicht

B: Rote Flecken (Maculae)

Aussehen	Anzahl	Körperstelle
flächige Rötung mit scharfer Begrenzung, meist von Geburt an, kein Größenwachstum	meist einzeln	einseitig, oft Gesicht (Stirn, Wange)
hellrosa Rötung mit scharfer Begrenzung, von Geburt an	meist einzeln	oft Gesicht, Nacken, unterer Rücken
wandernde, teils großflächige Rötungen, plötzliches Auftreten	mehrere Herde mit wechselnder Anzahl	am gesamten Körper möglich, ständiger Ortswechsel
kleinfleckiger Ausschlag, plötzliches Auftreten nach Medikamenteneinnahme	viele	am gesamten Körper möglich

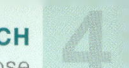
Begleitsymptome	Diagnose	Ampel	Seite
keine	Nävus anaemicus + Nävus depigmentosus	✚	120
keine	Halonävus	✚	121
keine	Vitiligo (Weißfleckenkrankheit)	✚	121
keine	Pityriasis versicolor (Kleienpilzflechte)	✚	122
häufig bei Allergieneigung	Pityriasis alba	🏠	123
ab der Jugend knotige Umwandlung möglich	Nävus flammeus (Feuermal)	✚	124
keine	Nävus Unna-Politzer (Storchenbiss)	🏠	125
massiver Juckreiz, selten Schleimhautschwellungen (Quincke-Ödem)	Urtikaria (Nesselfieber)	✚	146
Juckreiz	Arzneimittelexanthem (Ausschläge durch Medikamente)	✚	125

93

1. Fleckförmige (makulöse) Hautveränderungen

B: Rote Flecken (Maculae)

Aussehen	Anzahl	Körperstelle
hellroter, fleckförmiger Ausschlag	viele	Beginn meist im Gesicht, danach meist Ausbreitung auf den Stamm, Arme und Beine
flächige und girlandenförmige, zentral abgeblasste Rötungen	viele	meist Beginn mit flächiger Rötung der Wangen, girlandenförmige Ausbreitung auf Arme, Beine, Stamm
hellroter, kleinfleckiger Ausschlag	viele	Körperstamm, Nacken, Gesicht
Beginn mit weißen Flecken der Wangenschleimhaut, bei 2. Temperaturanstieg fleckiger, teils flächenhafter Ausschlag	viele	1. Mundschleimhaut 2. Ausschlagbeginn hinter den Ohren, weitere Ausbreitung vom Kopf über den gesamten Körper
feinfleckiger Ausschlag, Himbeerzunge, Abheilung unter Schuppung	viele	Beginn im Kopfbereich, weitere Ausbreitung nach unten, Region um den Mund sowie Hand- und Fußflächen frei
scharf begrenzte, zungenförmige, intensive Rötung, betroffene Region fühlt sich heiß und geschwollen an	Einzelherd	überall möglich, nicht selten Arme, Beine, Gesicht!

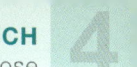
Begleitsymptome	Diagnose	Ampel	Seite
grippales Gefühl, leichtes Fieber, Lymphknotenschwellungen an Hals und Nacken	Röteln		126
selten leichte Temperaturerhöhung, selten Hepatitis	Erythema infectiosum (Ringelröteln)		127
dem Ausschlag vorausgehend meist 3-4 Tage hohes Fieber, Halsschmerzen, Husten	Exanthema subitum (Dreitagefieber)		128
grippales Vorstadium (Fieber, Halsschmerzen, Husten, Schnupfen), leichte Entfieberung, zweiter hoher Temperaturanstieg, Lymphknotenschwellungen	Masern (meldepflichtig!)		129
Mandel- und Halsentzündung, Fieber, Lymphknotenschwellung, evtl. Leberschwellung	Scharlach		130
Fieber, Abgeschlagenheit, Lymphknotenschwellung	Erysipel (Wundrose)		131

1. Fleckförmige (makulöse) Hautveränderungen

B: Rote Flecken (Maculae)

Aussehen	Anzahl	Körperstelle
kreisrunde, ständig wachsende, randbetonte Rötung	Einzelherd, manchmal kleine Anzahl	an jeder Körperstelle möglich
spontanes Auftreten roter, schießscheibenartiger Flecken, Cave: bei Major-Form auch mind. eine Schleimhautregion betroffen	viele, Zusammenfließen der Herde möglich	betontes Auftreten an Armen und Beinen sowie an Hand- und Fußflächen, Gesicht, Schleimhautbefal möglich
flächige Rötung, rote Papeln, nicht selten wundoffene Hautstellen	mehrere Herde, flächige Ausdehnung möglich	Windelbereich, seltener an Unterbauch und Oberschenkeln

C: Dunkle Flecken (Maculae)

Aussehen	Anzahl	Körperstelle
hell- oder dunkelbraune Flecken mit scharfer Begrenzung	meist mehrere	an jeder Körperstelle
milchkaffeefarbene, scharf begrenzte Flecken	Einzelherd oder oft bis zu zehn Stück	an jeder Körperstelle
unscharf begrenzte Pigmentherde	viele	Gesicht, meist Stirn- und Wangenpartie
rotbraune Flecken und Papeln	viele	meist am Körperstamm

D: Flecken mit Schuppung

Aussehen	Anzahl	Körperstelle
sehr trockene Haut, anfänglich feine Schuppung, später grau-weißliche Schuppung	großflächig verteilt	Streckseiten der Arme und Beine, Gesicht und große Beugen meist frei

Begleitsymptome	Diagnose	Ampel	Seite
keine	Erythema chronicum migrans nach Zeckenbiss	✚	132
Abgeschlagenheit, Hals-schmerzen, Husten, Kopf-schmerzen	Erythema exsudativum multiforme	✚	132
Juckreiz, Brennen aber auch Schmerzen, Rötung, evtl. Papeln	Windeldermatitis	✚	133
keine	Pigmentnävus (Muttermale)	✚	135
viele Café-au-lait-Flecken kön-nen Hinweis auf eine Neurofibromatose sein	Café-au-lait-Flecken	✚	136
keine	Melasma	✚	136
bei Reibung Blasenbildung möglich, Juckreiz, 10%: Durchfall, Wachstumsstillstand	Urtikaria pigmentosa (makulopapulöse Mastozytose)	✚	137
zusammen mit Neurodermitis oder Keratosis pilaris möglich	Ichthyosis vulgaris	✚	138

1. Fleckförmige (makulöse) Hautveränderungen

D: Flecken mit Schuppung

Aussehen	Anzahl	Körperstelle
scharf begrenzte rötliche Herde mit Schuppen und gelblich glänzenden Krusten	mehrere Herde	Kopf, Hals, große Beugen Windelbereich
flächige Rötungen, Schuppung, Papeln, aufgekratzte Herde	meist mehrere Stellen betroffen	Lokalisation altersabhängig
flächige Rötung und Schuppung	flächiger Einzelherd	überall möglich, Lippenschleckekzem um den Mund
scharf begrenzte, rote Herde mit randbetonter Schuppung und Pusteln	Einzelherd oder mehrere Herde	Gesicht, Oberkörper, überall möglich
erst ein Primärmedaillon (ovaler roter Plaque mit Schuppenkrause am Rand), nach zwei Wochen neue, kleinere Tochterherde	mehrere	meist am Rumpf, seltener Arme und Beine
rote Flecken und Plaques mit weiß-silberner, festhaftender Schuppung	meist mehrere Herde	Ellenbogen, Knie, Nabel, Genitalbereich, evtl. auch Kopfhaut und Nägel

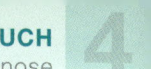

Begleitsymptome	Diagnose	Ampel	Seite
leichter Juckreiz möglich	Seborrhoisches Säuglingsekzem	✚	139
massiver Juckreiz, Heuschnupfen, allergisches Asthma möglich	Atopische Dermatitis (Neurodermitis)	✚	140
evtl. Brennen, Juckreiz	Kontaktekzem	✚	142
leichter Juckreiz	Tinea corporis	✚ 🩸	143
keine, durch zu häufiges Waschen Irritation und Juckreiz	Pityriasis rosea (Röschenflechte)	✚	144
leichter Juckreiz möglich, in schweren Fällen Mitbefall der Gelenke möglich	Psoriasis (Schuppenflechte)	✚	175

2. Quaddelige, knotige und papulöse Hautveränderungen

A: Rote und weiße Quaddeln

Aussehen	Anzahl	Körperstelle
flach erhabene, weißlich erscheinende Herde mit Umgebungsrötung	meist mehrere wandernde Herde, teils großflächig zusammenfließend	am gesamten Körper möglich

B: Weißliche, hautfarbene und hellrote Knoten und Papeln

punktförmige, weißliche Papeln	viele	Gesicht (Nase, Stirn, Wangen)
kleine, weißlich-gelbe Papeln	meist mehrere	oft um die Augen, Oberkörper und Genitalien möglich
hautfarbene, harte Knötchen	einzeln oder mehrere	oft in der Gesichtsmitte
gelb-braune Papeln oder Knoten	einzeln oder mehrere Herde	Kopf, Gesicht, Hals
mit der Haut verbackener, meist rötlicher, sehr harter Knoten	Einzelherd	Kopf, Hals, Arme
hautfarbene bis hellrote, glänzende Papeln mit mittiger Delle	meist mehrere	Gesicht, Oberkörper, Achseln, überall möglich
kuppelartige, hautfarbene, prall-elastische Knoten	meist einzeln, selten mehrere	bei Säuglingen oft am Kopf, aber überall möglich
hautfarbene, weiche Knoten unter der Haut	Einzelherde, aber auch mehrere möglich	Oberkörper, aber überall möglich

Begleitsymptome	Diagnose	Ampel	Seite
Juckreiz und/oder Brennen, manchmal Beteiligung der Schleimhäute	Urtikaria (Nesselfieber)	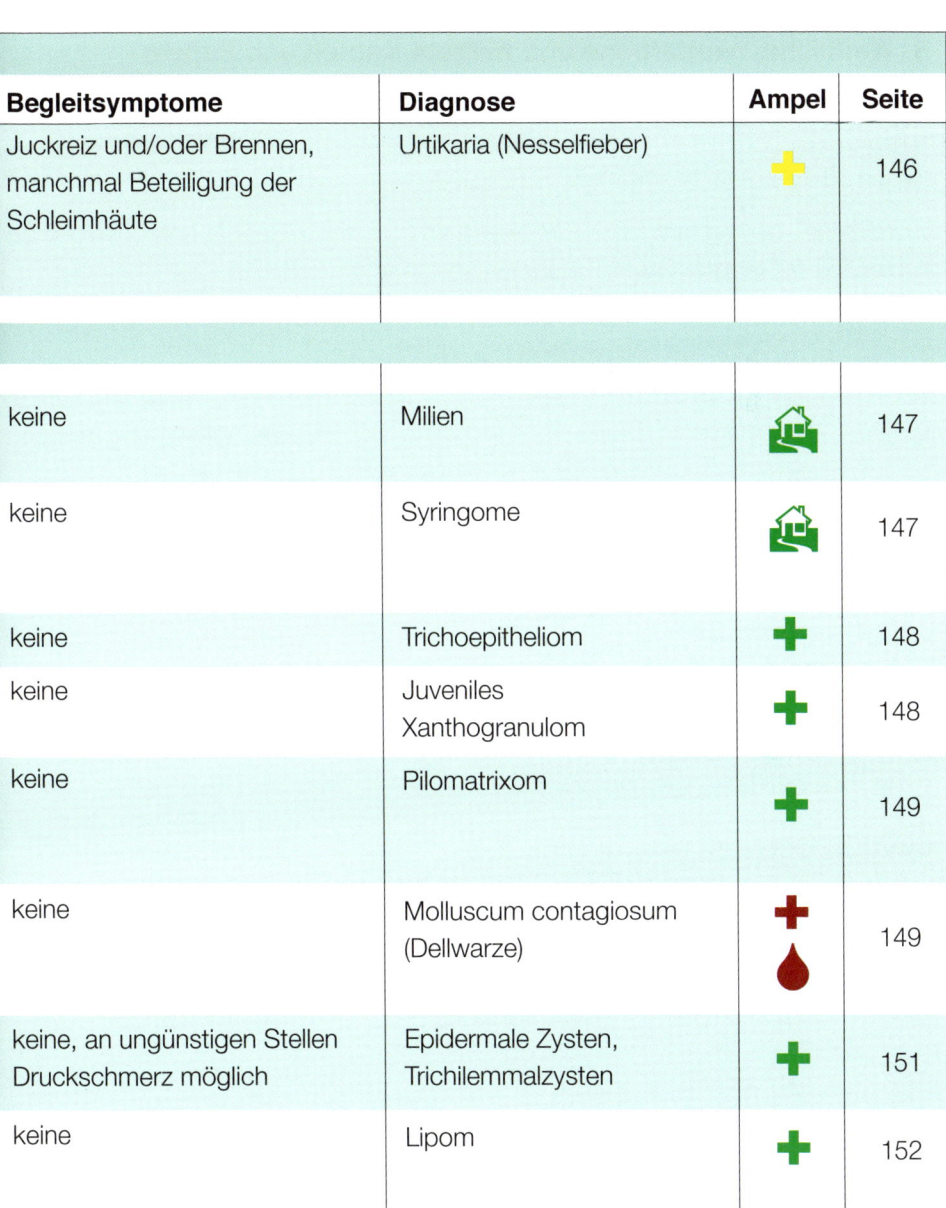	146
keine	Milien		147
keine	Syringome		147
keine	Trichoepitheliom		148
keine	Juveniles Xanthogranulom		148
keine	Pilomatrixom		149
keine	Molluscum contagiosum (Dellwarze)		149
keine, an ungünstigen Stellen Druckschmerz möglich	Epidermale Zysten, Trichilemmalzysten		151
keine	Lipom		152

2. Quaddelige, knotige und papulöse Hautveränderungen

B: Weißliche, hautfarbene und hellrote Knoten und Papeln

Aussehen	Anzahl	Körperstelle
hellrot-orangefarbener Plaque oder Knoten, haarfrei	Einzelherd	behaarte Kopfhaut
hautfarbener, perlmuttartiger Knoten, oft mit feinster Gefäßzeichnung	Einzelherd, im Rahmen spezieller Syndrome auch mehrfaches Auftreten	Gesicht und obere Körperhälfte
rötliche Papeln, oft auf geröteter Ekzemhaut	meist mehrere Herde	Finger, Hand- und Fußränder, Achsel- und Leistenregion, Nabel, Brustwarzen
grau-weißliche, derbe Verhärtungen der Haarfollikel, teils auf gerötetem Grund	viele	Außenseiten der Oberarme und Oberschenkel, Gesäß
hautfarbene oder weißliche Knoten oder Plaques mit kleinknotiger oder zerklüfteter Oberfläche	Einzelherd oder mehrere	Handrücken, Finger, Füße
kleine hautfarbene bis hellbraune flache Papeln mit rauer Oberfläche	meist viele	Gesicht, Unterarme und Hände
hautfarbene bis hellrote Papeln und Knoten mit rauer, zerklüfteter Oberfläche, teils gestielt oder pinselförmig	einzeln oder viele (oft beetartig)	Anal- und Genitalschleimhaut

Begleitsymptome	Diagnose	Ampel	Seite
keine	Nävus sebaceus	✚	152
keine	Basaliom	✚	153
starker Juckreiz, vor allem nachts	Skabies (Krätze)	✚ 💧	153
keine	Keratosis pilaris (Reibeisenhaut)	🏠	154
keine, bei Dornwarzen der Fußsohle Druckschmerz möglich	Verrucae vulgares (Vulgärwarzen)	✚ 💧	155
keine	Verrucae planae (Flachwarzen)	✚ 💧	156
keine	Anogenitale Warzen (Feigwarzen)	✚ 💧	157

2. Quaddelige, knotige und papulöse Hautveränderungen

C: Rote Knoten und Papeln

Aussehen	Anzahl	Körperstelle
scharf begrenzter, roter Knoten mit glatter oder unregelmäßiger Oberfläche	Einzelherd, selten mehrere	oft Kopf- und Halsregion, seltener am Rumpf oder an Armen und Beinen
schnell entstandener, manchmal gestielter hell- bis dunkelroter Knoten	meist Einzelherd	oft Kopf- und Halsregion, seltener Arme, Schleimhaut
rötlich-bräunlicher derber Knoten	Einzelherd oder wenige Herde	oft an den Beinen, seltener Rumpf und Arme
rötliche oder gelb-bräunliche flache Knoten mit orangenhautartiger Oberfläche	meist Einzelherde	an jeder Körperstelle möglich
gelb-bräunliche bis rötliche Papeln, Plaques, Papeln und Flecken	viele	am gesamten Körper, oft am Rumpf
kleinlinsengroße, rötliche, oft derbe Papeln, evtl. auch Bläschen	viele	Wangen, Streckseiten der Arme und Beine, Gesäßregion
rot-bräunliche derbe, ringförmig angeordnete Papeln	mehrere zu einem großen Herd zusammenfließend	meist an Hand-, Fuß- und Fingerrücken
lila-rötliche flache Knötchen oder Papeln mit weißer, netzartiger Streifung	meist mehrere Herde	Unterarmbeugeseiten, seltener unterer Rücken, Schienbeine
Stunden bis ca. drei Tage nach UV-Bestrahlung rote Papeln, manchmal Bläschen	viele	im Bereich der UV-Licht ausgesetzten Körperstelle (z. B. Gesicht, Arme)

Begleitsymptome	Diagnose	Ampel	Seite
keine	Hämangiom (Blutschwamm)	✚	157
leichte Verletzbarkeit des Knotens	Granuloma pyogenicum	✚	159
manchmal leicht druckschmerzhaft	Dermatofibrom	✚	160
durch Reibung oder thermische Reize sowie Infekte Anschwellung zur Quaddel oder Blase möglich	Mastozytom	✚	137
Juckreiz (siehe Mastozytom),10%: Durchfall, verzögertes Wachstum	Urtikaria pigmentosa (makulopapulöse Mastozytose)	✚	137
selten Juckreiz, Hepatitis oder Lymphknotenschwellung	Gianotti-Crosti-Syndrom	✚	160
keine	Granuloma anulare	✚	161
Juckreiz	Lichen ruber	✚	161
Juckreiz, Brennen	Polymorphe Lichtdermatose	✚	162

2. Quaddelige, knotige und papulöse Hautveränderungen

C: Rote Knoten und Papeln

Aussehen	Anzahl	Körperstelle
rot-bläuliche kleine Papeln, punktförmige Einblutungen, ggf. Schwellung des Gewebes	viele	handschuh- und sockenförmig an Händen und Füßen, Mundschleimhautbeteiligung möglich
rote derbe Wulst im Narbenbereich und darüber hinaus	je nach Anzahl der Narben	an jeder Körperstelle möglich

D: Dunkle Knoten

braune, scharf begrenzte, meist weiche Knoten	einzeln oder mehrere	am gesamten Körper möglich
rundlicher, schwarz-bräunlicher, schnellwachsender Knoten	Einzelherd	oft Gesicht, Arme und Beine

Begleitsymptome	Diagnose	Ampel	Seite
Brennen, Juckreiz, leichtes Fieber und Lymphknotenschwellung möglich	Handschuh-Socken-Syndrom	🏠 🌡	163
selten druckschmerzhafte Missempfindungen	Keloid (Narbengeschwulst)	✚	163
leichter Juckreiz oder Missempfindungen möglich	Pigmentnävus	✚	135
keine	pigmentierter Spitz Nävus	✚	164

3. Blasige Hautveränderungen

A: Kleinblasige (vesikulöse) Hautveränderungen

Aussehen	Anzahl	Körperstelle
kleine wasserklare Bläschen und Krusten ggf. auf gerötetem Grund	viele	Hände und Füße
Mischbild aus Bläschen, Krusten und Papeln („Sternenhimmel")	viele	Ausbreitung vom Kopf aus nach unten, behaarte Kopfhaut und Mundschleimhaut möglich
gruppiert kleine Bläschen oft auf gerötetem Grund	mehrere	Gesicht, Gesäß
streifen- oder blockförmige Anordnung der Bläschen (entlang eines Hautdermatoms)	viele	meist einseitig im Brustbereich, ab dem 10. Lebensjahr auch am Kopf
kleine ovale Bläschen	viele	Finger, Handflächen und Fußsohlen, Mundschleimhaut, evtl. offene Stellen (Aphten)

B: Großblasige (bullöse) Hautveränderungen

perlenkettenartig aneinandergereihte pralle Blasen und Bläschen auf gerötetem Grund	viele	Gesicht, unterer Bauch, Genital- und Gesäßregion, Schleimhäute möglich
oberflächliche Blasen und/oder Pusteln „honiggelbe" Krustenbildung	mehrere Herde	oft Gesicht, aber an jeder Körperstelle möglich

Begleitsymptome	Diagnose	Ampel	Seite
Juckreiz	Dyshidrosiformes Ekzem	✚	166
starker Juckreiz, Vorsicht: Gefahr der Narbenbildung, eventuell Fieber	Varizellen (Windpocken)	✚ 🩸 🌡️	166
Brennen und Kribbeln möglich	Herpes simplex	🩸 🏠	168
leichtes Fieber, Kopfschmerz, Lymphknotenschwellung möglich, Juckreiz häufig, sehr selten Schmerzen	Herpes Zoster (Gürtelrose)	✚ 🩸 🌡️	168
vorausgehend leicht fieberhafte Temperaturen, leichte Hals- und Bauchschmerzen	Hand-Fuß-Mund-Erkrankung	✚ 🌡️	169
leichter Juckreiz	lineare IgA-Dermatose	✚	170
leichtes Brennen möglich	Impetigo contagiosa	✚	170

3. Blasige Hautveränderungen

B: Großblasige (bullöse) Hautveränderungen		
Aussehen	**Anzahl**	**Körperstelle**
kurz nach UV-Licht-Exposition Rötung, Bläschen und Blasen	ein oder mehrere Herde	überall möglich, meist UV-belichtete Körperstelle

4. Pustulöse Hautveränderungen

geschlossene Mitesser, Papeln und Pusteln	viele	Gesicht
punktförmige Pusteln mit leichter Umgebungsrötung	viele	Gesicht, Oberschenkel, Gesäßregion
scharf begrenzte rote Plaques mit festhaftender Schuppung und Pusteln	viele	Hand- und Fußflächen, Ellenbogen, Knie, Nabel
Mitesser, Papeln, Pusteln, oft fettige Hautoberfläche, bis hin zu knotigen Entzündungen	viele	T-Zone im Gesicht, Hals, Schultern, Brust
rote Papeln und gelbliche Pusteln oft auf gerötetem Grund	viele	Region um den Mund

Begleitsymptome	Diagnose	Ampel	Seite
Brennen, Juckreiz	Phototoxische Dermatitis (Wiesengräserdermatitis)	✚	171
keine	Acne neonatorum (Neugeborenenakne)	🏠	174
keine	Follikulitis (oberflächliche Entzündung der Haarfollikel)	🏠	174
keine	Psoriasis pustulosa (Schuppenflechte)	✚	175
keine	Acne vulgaris (Akne)	✚	176
keine	Periorale Dermatitis	✚	178

5. Häufige Erkrankungen der Mundschleimhaut

Aussehen	Anzahl	Körperstelle
grau-weißliche, schwer abwischbare Beläge auf geröteter Schleimhaut	mehrere Stellen	Wangen- und Zungenschleimhaut
Bläschen und offene Hautstellen, Beläge, Mundgeruch	viele	Mund- und Lippenschleimhaut, teils um den Mund
offene Schleimhautstellen, an Fingern und Hand-und Fußflächen Bläschen	viele	Mundschleimhaut
weißliche, netzartige Streifung	mehrere Herde	Wangen-, Zungen- oder Lippenschleimhaut
scharf begrenzte, offene Herde	Einzelherd oder mehrere	Wangenschleimhaut, Zunge

6. Häufige Erkrankungen der behaarten Kopfhaut

scharf begrenzter, völlig haarfreier Herd unterschiedlicher Größe, kurze, randständige Haare	ein oder mehrere Herde möglich	behaarte Kopfhaut
rötliche Papeln, schwer abstreifbare, helle Eihüllen an den Haaren	viele	meist am Hinterkopf und hinter den Ohren
nässender, krustiger rötlicher haarfreier Plaque oder Knoten	Einzelherd, seltener mehrere	behaarte Kopfhaut, seltener Gesicht

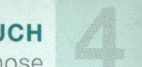
Begleitsymptome	Diagnose	Ampel	Seite
leichtes Brennen möglich	Orale Candidiasis (Mundsoor)		180
Schmerzen, Krankheitsgefühl, Fieber, Gefahr der Nahrungs- und Flüssigkeitsverweigerung!	Gingivostomatitis herpetica		180
Schmerzen im Mundbereich, leichtes Fieber, Hals- und Bauchschmerzen möglich	Hand-Fuß-Mund-Erkrankung		169
im Schleimhautbereich keine	Lichen ruber		161
Schmerzen, Brennen	Aphten		181
keine	Alopezia areata (kreisrunder Haarausfall)		182
Juckreiz	Pediculosis capitis (Kopfläuse)		183
Fieber, Lymphknoten-schwellung möglich	Tinea capitis		183

113

Notfallfinder

1. akute Urtikaria (Nesselsucht) mit Angioödem

Symptome: rötlich-weiße, teils landkartenartig verteilte Quaddeln, massiver Juckreiz, ggf. mit Schleimhautschwellung (Lippen-, Augen- oder Genitalschleimhaut = Angioödem)

Akuttherapie: Meiden des Auslösers (sofern bekannt), Antihistaminika, bei begleitendem Quincke-Ödem: ggf. Gabe eines Kortisonpräparates zum Schlucken, bei Atemnot ggf. über die Vene notwendig, und Arzt aufsuchen. (Siehe auch Seite 73)

2. Anaphylaktischer Schock

Symptome: innerhalb von kürzester Zeit (Minuten!!) auftretende Urtikaria, Angioödem und kreislaufbedingte Schocksymptome bis hin zur Bewusstlosigkeit

Akuttherapie: Schnelles Handeln dringend erforderlich, da absolute Notfallsituation! Intravenöse Gabe von Antihistaminika, Kortison und ggf. Adrenalin durch den Arzt oder direkte Gabe durch die Eltern bei vorhandenem Notfallset (bitte dennoch den Notarzt rufen!) (Siehe auch Seite 73)

3. Abszess

Symtome: entzündlich geröteter, sehr druckschmerzhafter, überwärmter Knoten an haar- und talgdrüsenreichen Körperstellen, nicht selten Lymphknotenschwellung, ggf. Fieber, meist verursacht durch das Bakterium Staphylococcus aureus.

Akuttherapie: Ist der Abszess reif (Fluktuation – fühlt sich an wie ein mit Wasser gefüllter Luftballon), sollte vom Arzt die Eröffnung mit Hilfe einer kleinen Stichinzision und die Entleerung des Eiters erfolgen, anschließend desinfizierende Verbände. Begleitend erfolgt ggf. eine gegen Staphylokokken wirksame, antibiotische Behandlung in Form von Tabletten.

Vorsicht: bei Abszessen oder Furunkeln im Gesichtsbereich Bettruhe, Sprechverbot, ggf. weiche Kost und nicht am Herd manipulieren! Gefahr einer septischen Sinusvenenthrombose!!

4. Dermatitis solaris (Sonnenbrand)

Symptome: zur nicht-UV-belichteten Haut scharf abgrenzbare überwärmte Rötung, Schwellung bis hin zur Blasenbildung, bei schwerem Verlauf Allgemeinsymptome (Fieber, Kopfschmerz, Abgeschlagenheit)

Akuttherapie: feucht-kalte Umschläge mit kortisonhaltigen Lotionen, zwischenzeitlich Aufbringen von wirkstofffreien Lotionen, bitte keine fettreichen Salben verwenden! Bei starkem Juckreiz Einnahme oraler Antihistaminika sowie bei Schmerzen Gabe handelsüblicher Schmerz- und Fiebersäfte für Kinder. Bei sehr schlimmem Verlauf ist eventuell die begleitende Gabe von Kortison in Tablettenform sehr sinnvoll. Aspirin hilft gegen die akute Entzündung. (Siehe auch Seite 76)

5. Panaritium (eitrige Nagelbettentzündung)

Symptome: akute, äußerst schmerzhafte, oft überwärmte Rötung und Schwellung der Nagelumgebung

Akuttherapie: Bei vorhandener Eiterblase sollte diese steril eröffnet werden. Anfängliche Behandlung erfolgt in Form von desinfizierenden, lauwarmen Zehenbädern, z. B. Jodbäder. Bei mangelnder Befundverbesserung oder sehr schlimmem Verlauf erfolgt die Gabe eines vom Arzt verabreichten Antibiotikums und evtl. von antientzündlichen Schmerzsäften.

6. Schürf-, Schnitt- und Bisswunden

Symptome: sichtbare Schädigung der Haut durch scharfe oder stumpfe Gegenstände oder mit entsprechenden Zahnabdrücken bis hin zu klaffenden Wunden

Akuttherapie: Bei oberflächlichen Schürfwunden ist eine gründliche Desinfektion und Pflasterversorgung meist ausreichend. Bei größeren oder klaffenden Schnitt- und Bisswunden erfolgt beim Arzt nach gründlicher Desinfektion die primäre Wundversorgung meist mittels Hautnaht, Hautkleber oder sogenannten Steri-Strips (Wundadaptierende Pflasterstreifen). Wichtig ist die Auffrischung des Tetanus-Impfschutzes, falls nicht mehr vorhanden. Bei infizierten Wunden wird meist eine kurzfristige antibiotische Behandlung durchgeführt.

7. Verbrennung, Verbrühung

Symptome: Schädigung der Haut durch massive Hitzeeinwirkung (Feuer, heiße Flüssigkeiten, zu heiße Wärmflaschen etc.). Bei Kindern kann schon ab 5% verbrannter Körperoberfläche ein gefährlicher Schock eintreten!

Verbrennung 1. Grades: Rötung, Schwellung, Schmerzen, heilt vollständig ab

Verbrennung 2. Grades: Rötung, Schwellung, Blasenbildung, je nach Eindringtiefe ohne (2a) oder mit Narbenbildung (2b)

Verbrennung 3. Grades: Nekrosebildung der Haut, schwarz-gelbliche Auflagerungen, Schmerzverlust, immer mit Narbenbildung

Akuttherapie: bei kleineren Verbrennungen/Verbrühungen: Entfernung von der Hitzequelle, sofortige Kühlung mit normal kaltem Wasser, Entfernung verbrannter Kleidung etc., im Anschluss Aufbringen feuchter, kühlender Umschläge mit kortisonhaltigen und hautberuhigenden Lotionen (z. B. Dexpanthenol), sterile Eröffnung der Blasen ohne Ablösung des Blasendaches, ggf. Aufbringen von antibakteriellen Gitterverbänden (Gaze) durch den Arzt.

Bei großflächigen Verbrennungen sollte eine sofortige notärztliche Versorgung und der Transport in eine auf Brandverletzungen spezialisierte Klinik erfolgen.

Krankheits-bilder

1. Fleckförmige (makulöse) Hautveränderungen

    A: Weiße und helle Flecken (Maculae)

    B: Rote Flecken (Maculae)

    C: Dunkle Flecken (Maculae)

    D: Flecken mit Schuppung

2. Quaddelige (urtikarielle), knotige (nodöse) und papulöse Hautveränderungen

    A: Rote und weiße Quaddeln

    B: Weißliche, hautfarbene und hellrote Knoten und Papeln

    C: Rote Knoten und Papeln

    D: Dunkle Knoten

3. Blasige Hautveränderungen

    A: Kleinblasige (vesikulöse) Hautveränderungen

    B: Großblasige (bullöse) Hautveränderungen

4. Pustulöse Hautveränderungen

5. Häufige Erkrankungen der Mundschleimhaut

6. Häufige Erkrankungen der behaarten Kopfhaut

1. Fleckförmige (makulöse) Hautveränderungen

A: Weiße und helle Flecken (Maculae)

Nävus anaemicus

Der Nävus anaemicus ist eine harmlose, angeborene Hauterscheinung.

Symptome und Verlauf: Am Rumpf finden sich ein oder selten mehrere, unregelmäßig konfigurierte, scharf begrenzte, helle Flecken. Begleitsymptome bestehen nicht. Durch Reibung der Hauterscheinung kann im Gegensatz zum Nävus depigmentosus keine durchblutungsbedingte Rötung ausgelöst werden. Die Hauterscheinung besteht dauerhaft.

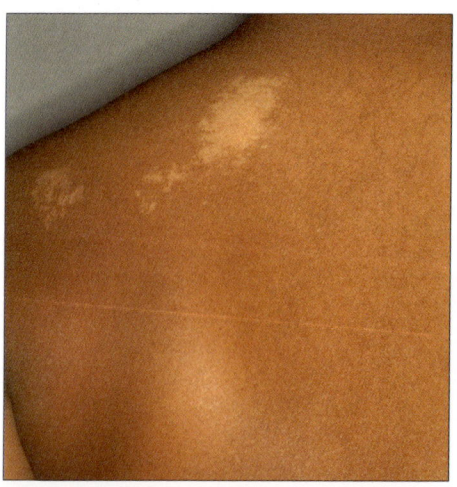

Nävus anaemicus

Ursache: zugrunde liegt eine angeborene Gefäßanomalie.

Behandlung: Es ist keine Therapie notwendig.

Nävus depigmentosus

Er ist völlig harmlos und besteht von Geburt an. Oft wird er erst nach zunehmender Pigmentierung der Umgebungshaut entdeckt.

Befund und Verlauf: Der scharf begrenzte, weißliche Fleck findet sich häufig am Rumpf und an den rumpfnahen Extremitäten. Seine Umrandung erscheint meist unregelmäßig und unsymmetrisch. Wird der pigmentfreie Fleck gerieben, so kann eine Rotfärbung durch die vermehrte Durchblutung ausgelöst werden. Aufgrund des normalen Körperwachstums kann er optisch wachsen.

Ursache: Vermutlich liegt dem Nävus depigmentosus ein Funktionsdefekt der Hautpigment bildenden Zellen (Melanozyten) zugrunde.

Behandlung: Es empfiehlt sich konsequenter Sonnenschutz. Eine weitere Therapie ist nicht erforderlich.

Halonävus

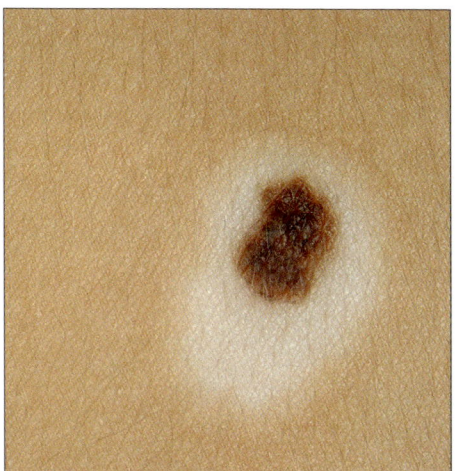

Halonävus

Er ist eine gutartige Sonderform eines Muttermals. Sie tritt häufiger bei Patienten mit Weißfleckenkrankheit auf.

Aussehen und Verlauf: Der Halonävus hat einen typischen hellen, depigmentierten runden Hof um ein Muttermal. In einigen Fällen kann sich das zentrale Muttermal vollständig zurückbilden.

Ursache: Dem hellen Hof liegt eine lokale Entzündungsreaktion zugrunde.

Behandlung: Es sollte konsequenter Sonnenschutz erfolgen.

Vitiligo

Die Vitiligo ist eine chronische, harmlose Erkrankung. Im europäischen Raum leiden bis zu 2% der Bevölkerung an ihr. Häufig finden sich erste Hauterscheinungen schon im Kindes- und Jugendalter. Ein familiär gehäuftes Auftreten wird in 30-50% der Fälle beobachtet.

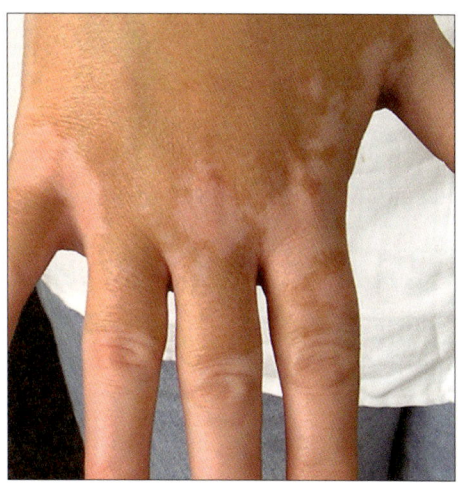

Vitiligo

In einigen Fällen kann es zum gleichzeitigen Auftreten anderer Autoimmunerkrankungen wie Schilddrüsenerkrankungen, kreisrundem Haarausfall oder auch Diabetes mellitus kommen. Trotz der Gutartigkeit der Erkrankung leiden die Patienten oft unter den optischen Veränderungen.

Symptome und Verlauf: Für die Weißfleckenkrankheit sind scharf begrenzte, völlig pigmentfreie, weiße Herde typisch. Diese können als Einzelherde oder auch in großflächiger Ausdehnung vorkommen. Häufig finden sich die charakteristischen weißen Flecken an Händen, Füßen, Gesicht, Hals, Knie, Ellenbogen aber auch in der Genitalregion. Im Verlauf können die Flecken an Größe und Anzahl zunehmen, in Einzelfällen kann es auch zu einer spontanen Repigmentierung kommen.

Ursache: Die Ursache der Vitiligo ist bisher leider noch ungeklärt. Aufgrund manchmal gleichzeitig vorkommender Autoimmunerkrankungen steht eine autoimmunologische Krankheitsentstehung im Raum.

Behandlung: Bis heute gibt es kein befriedigendes Therapiekonzept. An erster Stelle steht v. a. im Kindesalter ein konsequenter Lichtschutz. Eine Behandlung erscheint nur bei großem psychischen Leidensdruck erforderlich. Nach einem Beratungsgespräch können folgende Therapieversuche je nach Alter des Kindes und Ausmaß der Erkrankung eingeleitet werden: Beta-Carotin, Einnahme Vitamin A-haltiger Präparate, lokal angewendete Kortisonpräparate oder Kalzineurininhibitoren, Aufbringen von Vitamin D3-haltigen Salben, nach dem vollendeten 12. Lebensjahr nach Abwägung eventuell UV-B-Bestrahlungen. Insbesondere bei oft stigmatisierenden Gesichtsherden empfiehlt sich die Abdeckung mittels Camouflage. In schweren Fällen kann eine psychologische Begleitung nötig werden.

Pityriasis versicolor (Kleienpilzflechte)

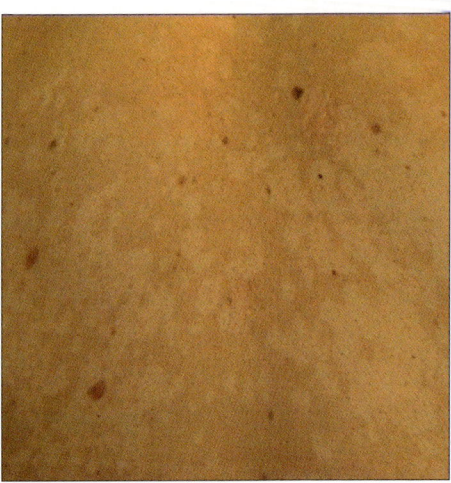

Pityriasis versicolor

Die Kleienpilzflechte ist eine harmlose, kosmetisch allerdings oft störende oberflächliche Pilzerkrankung der Haut. Der Hefepilz selbst kommt auf jeder Haut in talgdrüsenreichen Arealen vor, ohne Symptome auszulösen. Manchmal ändert sich jedoch seine Form und er beginnt zu wachsen.

Symptome und Verlauf: Die Kleienpilzflechte entwickelt sich über Monate meist am Oberkörper und den Armen und ist beschwerdefrei. Die multiplen runden Flecken (Maculae) mit feinster Schuppung sehen auf heller Haut (z. B. im Winter) bräunlich aus, auf dunklerer Haut erscheinen die Flecken weißlich.

Ursache: Auslöser ist der Hefepilz Malassezia furfur, feucht-warmes Klima und starkes Schwitzen begünstigen sein Wachstum. Weitere begünstigende Faktoren sind eine starke Talgproduktion, Übergewicht und ein geschwächtes Immunsystem.

Behandlung: Die häusliche Behandlung der Haut und der Kopfhaut ist mit speziellen Antipilz-Shampoos und Lösungen (Azolpräparate) möglich. Bei Weiterbestehen der Hauterscheinungen ggf. ärztliche Verschreibung Imidazol-haltiger Tabletten.

Pityriasis alba

Sie ist eine harmlose Hauterscheinung, die häufig bei Kindern mit Allergieneigung

beobachtet wird. Manchmal wird sie als Minimalvariante einer Neurodermitis angesehen.

Symptome und Verlauf: Die unscharf begrenzten, diskret schuppenden hellen Flecken treten vor allem im Gesicht, deutlich seltener am Rumpf und an Armen und Beinen auf. Sie sind rein optisch und völlig symptomlos. Die Flecken können Monate bis Jahre sichtbar bleiben und treten bei vermehrter Hautbräunung (z. B. in den Sommermonaten) stärker zum Vorschein.

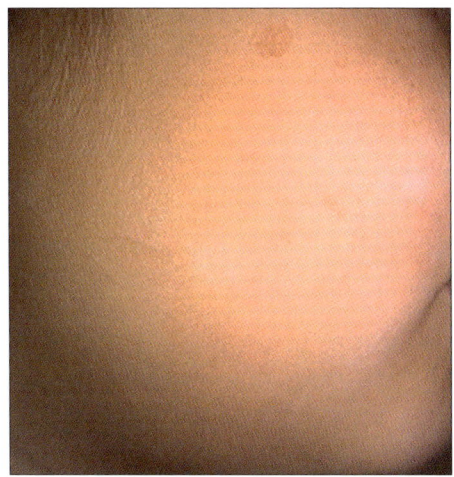

Pityriasis alba

Ursache: Feingeweblich kann eine verminderte Anzahl Hautpigment bildender Zellen (Melanozyten) nachgewiesen werden.

Behandlung: Eine Therapie ist bis auf konsequenten Sonnenschutz nicht notwendig. Meist sind konsequente Pflegemaßnahmen mit rückfettenden Inhaltsstoffen ausreichend. Leidet das Kind unter dem kosmetischen Befund kann durch den Hautarzt eine Calcineurininhibitor-haltige Salbe rezeptiert werden.

B: Rote Flecken (Maculae)

Nävus flammeus (Feuermal)

Das Feuermal ist eine gutartige, angeborene Hautveränderung.

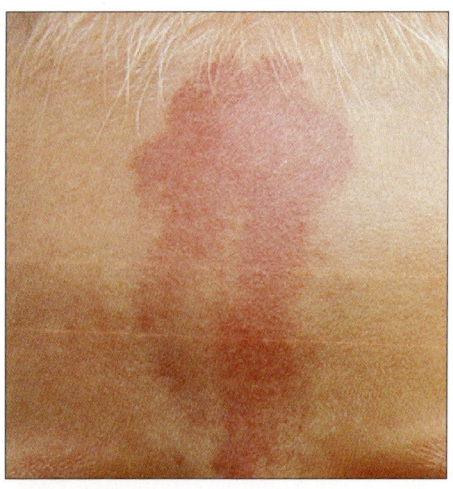

Nävus flammeus

Symptome und Verlauf: Das Feuermal zeigt sich meist als einseitige, scharf begrenzte, flächige Rötung. Es wird gehäuft im Gesichtsbereich beobachtet, kann aber an jeder Körperstelle auftreten. Das Feuermal wird entsprechend des Körperwachstums größer. Im Laufe der Jahre kann es zu einer zunehmenden dunkelroten Färbung kommen, in der Pubertät ist zudem eine leicht erhabene, knotige Umwandlung möglich. Bis auf die optische Beeinträchtigung bestehen keine Begleitsymptome. Bei Feuermalen der oberen Gesichtspartie sollte sicherheitshalber eine augenärztliche Untersuchung erfolgen.

Ursache: Die Fehlbildung des Feuermals beruht auf einer dauerhaften Weitstellung feiner Blutgefäße, sogenannter Kapillaren, die unterhalb der Oberhaut verlaufen.

Behandlung: Bei ausgeprägter kosmetischer Beeinträchtigung (gerade bei Feuermalen im Gesicht) sollte mit den Eltern eine rechtzeitige Therapieplanung angestrebt werden. Hier empfiehlt sich die Behandlung mit einem gepulsten Farbstofflaser, wodurch nach bis zu sechs Behandlungen eine deutliche Aufhellung der Feuermale zu erzielen ist. Diese Behandlung sollte immer in darauf spezialisierten Abteilungen durchgeführt werden. Da die

Laserung sehr schmerzhaft ist, muss die Behandlung meist in Vollnarkose durchgeführt werden.

Nävus Unna-Politzer (Storchenbiss)

Der Storchenbiss ist gutartig und wird bei fast jedem zweiten Kind beobachtet.

Aussehen und Verlauf: Der Storchenbiss erscheint als scharf begrenzte, rosa bis lachsfarbene Rötung. Am häufigsten tritt er an der Stirn und den Augenlidern sowie am Nacken und am unteren Rückenbereich auf. Er kann sich im Laufe der ersten Lebensjahre von selbst zurückbilden.

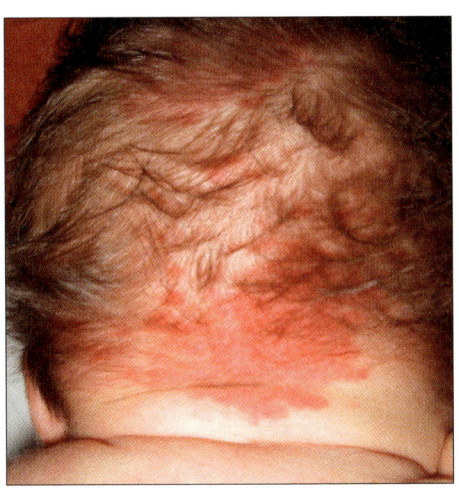

Nävus Unna-Politzer

Ursache: Er beruht auf einer fortbestehenden Weitstellung oberflächlicher Hautgefäße.

Behandlung: Eine Behandlung ist lediglich bei ausbleibender Abblassung und kosmetischer Einschränkung nötig.

Arzneimittelexanthem (Ausschläge durch Medikamente)

Arzneimittelexantheme entstehen durch allergische aber auch pseudoallergische Reaktionen durch die Einnahme bestimmter Medikamente.

Symptome und Verlauf: Häufig sind kleinfleckige, masernähnliche Exantheme. Kleine Einzelherde können auch großflächig zusammenfließen.

Die Hauterscheinungen breiten sich meist vom Kopf aus nach unten aus. Juckreiz begleitet oft den Hautausschlag, der weitere Allgemeinzustand ist nicht beeinträchtigt. Die Abheilung erfolgt meist unter großflächiger Abschuppung der Haut.

Ursache: Die häufigsten Auslöser sind Antibiotika, Schmerzmittel und Epilepsiemedikamente. Wird das Medikament zum ersten Mal verabreicht, entstehen die Hauterscheinungen bei einer allergischen Reaktion erst ab dem 8. bis 12. Behandlungstag. Bei jeder folgenden Einnahme können die Symptome aufgrund vorausgegangener Sensibilisierung sofort auftreten. Sogenannte Pseudoallergien lösen eine direkte Freisetzung von Mediatoren (z. B. Histamin) ohne vorhergehende Sensibilisierung aus und können daher immer sofort auftreten. Einige Medikamente können Kreuzallergien verursachen (z. B. Penicillin und Cefalosporin-Antibiotika)!

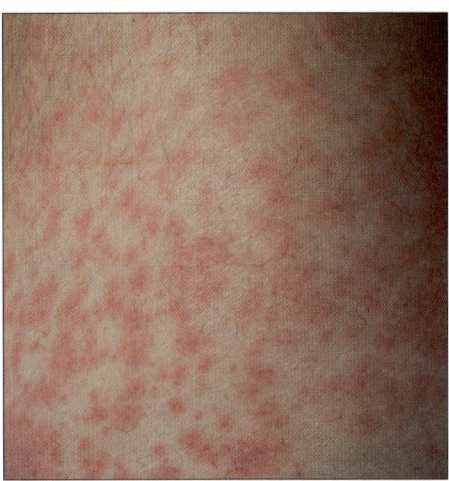

Arzneimittelexanthem

Behandlung: Wichtigste Maßnahme ist das sofortige Absetzen des im Verdacht stehenden Medikaments! Bei schwerem Verlauf sollten Antihistaminika und eventuell kortisonhaltige Medikamente verab-

reicht werden. Der Juckreiz kann mit juckreizlindernden Lotionen behandelt werden. Frühestens 4 Wochen nach Abheilung der Erkrankung sollten allergologische Testungen beim Hautarzt oder Allergologen erfolgen.

Röteln

Die Röteln sind eine hochansteckende, in der Regel harmlos verlaufende, virale Infektionskrankheit. Man zählt sie zu den Kinderkrankheiten. Sie werden durch Tröpfcheninfektion von Mensch zu Mensch übertragen, ihre Inkubationszeit beträgt ca. zwei bis drei Wochen. Ansteckungsgefahr besteht eine Woche vor bis eine Woche nach Ausbruch des Ausschlags. In Deutschland wird von der STIKO (ständige Impfkommission) eine Masern-Mumps-Röteln-Kombinationsimpfung für Kinder ab dem 12. Lebensmonat empfohlen.

Aussehen und Verlauf: Die Erkrankung beginnt mit leichten Allgemeinsymptomen und eventuell Fieber. Typisch sind Lymphknotenschwellungen im Hals- und Nackenbereich. Erst einige Tage nach dem Auftreten der Lymphknoten kann es zu einem hellrosafarbenen, fleckigen Hautausschlag kommen, der meist im Gesicht

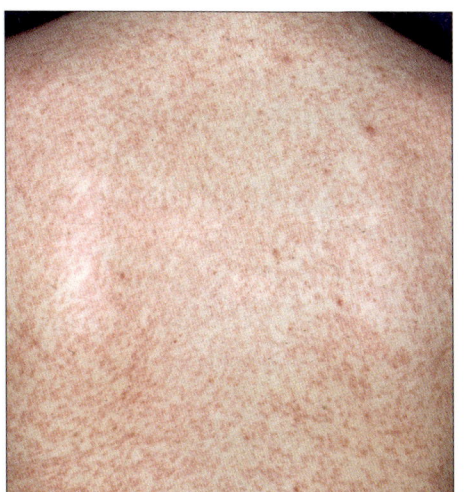

Röteln

beginnt und sich zunehmend auf den Körperrumpf, Arme und Beine ausbreitet. Nach einer Erkrankung besteht lebenslange Immunität. Komplikationen wie beispielsweise Gelenkentzündungen und eine verringerte Anzahl von Blutplättchen sind insgesamt sehr selten. Wegen der Gefahr einer schwerwiegenden Röteln-Embryopathie oder einer drohenden Fehlgeburt sollte in der Schwangerschaft der Kontakt zu nicht geimpften Schwangeren streng gemieden werden!

Ursache: Auslöser ist ein RNA-Virus. Das Virus dringt durch die Epithelzellen der Schleimhaut der Atemorgane in den Körper ein.

Behandlung: Die Röteln erfordern keine spezielle Therapie. Fieber- und entzündungshemmende Medikamente können bei Bedarf eingesetzt werden.

Erythema infectiosum (Ringelröteln)

Die Ringelröteln sind eine viral bedingte Infektionskrankheit. Die Zeit von der Ansteckung bis zum Ausbruch der Erkrankung (Inkubationszeit) beträgt zwischen 5 Tagen und 2 Wochen. Übertragungsweg ist eine Tröpfcheninfektion. Gehäuft wird die Infektion in den Spätwinter- und Frühsommermonaten beobachtet. Patienten sind nur bis zum Auftreten des Ausschlages ansteckend. Allerdings ist das Ringelrötelexanthem nur bei ca. jedem 5. Patienten überhaupt erkennbar und äußerst vielgestaltig.

Symptome und Verlauf: Der Ringelrötelausschlag beginnt meist mit flächiger Rötung beider Wangen („Ohrfeigenexanthem"). Nach einigen Tagen breiten sich girlandenförmige, mittig blasse Rötungen meist entlang der rumpfnahen Gliedmaßen aus. Ein Mitbefall des Rumpfes zeigt sich seltener. Die Infektion verläuft in den meisten Fällen harmlos, Fieberanstieg wird nur etwa bei jedem 5. Kind beobachtet. Seltene Komplikationen sind Leberentzündungen, Gelenksentzündungen, Anämien. Aufgrund der Ansteckungsgefahr sollte auch hier der Kontakt zu Schwangeren gemieden werden!

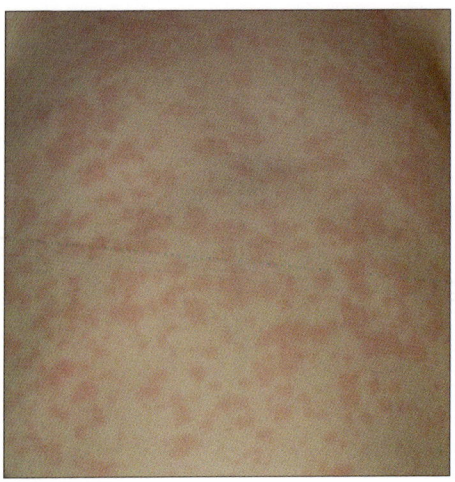

Erythema infectiosum

Ursache: Auslöser der Ringelröteln ist das Parvovirus B19, das durch eine Tröpfcheninfektion, in sehr seltenen Fällen auch durch infizierte Blutprodukte übertragen wird.

Behandlung: Eine spezielle Therapie ist bei sonst gesunden Kindern nicht erforderlich.

Exanthema subitum (Dreitagefieber)

Das virusbedingte Dreitagefieber tritt häufig im Kleinkindalter auf. Die Ansteckung erfolgt durch infektiösen Speichel. Die Inkubationszeit (Zeit zwischen Ansteckung und Ausbruch der Erkrankung) beträgt 5-15 Tage.

Exanthema subitum

Symptome und Verlauf: Die Erkrankung beginnt mit 3-4 Tagen hohem Fieber. Nach schnellem Abklingen des Fiebers tritt ein roter, kleinfleckiger Hautausschlag auf, der oft an Rumpf, Nacken und im Gesicht zu entdecken ist. Mögliche Begleitsymptome können Halsschmerzen, Husten und Lymphknotenschwellungen sein. Bei etwa 10% der betroffenen Kinder kann es zu Fieberkrämpfen kommen.

Ursache: Meist wird das Dreitagefieber durch das humane Herpesvirus 6 (HHV 6) verursacht.

Behandlung: Therapeutisch wird nur eine konsequente Fiebersenkung empfohlen. Wie bei allen hochfieberhaften Infekten sollte darauf geachtet werden, dass das Kind ausreichend trinkt!

Masern

Masern sind eine weltweit verbreitete virusbedingte Infektionskrankheit, in Dritte-Welt-Ländern sind sie die Todesursache Nummer Eins bei Kindern. In Deutschland wird von der Ständigen Impfkommission (STIKO) die Impfung im Rahmen einer Masern-Mumps-Röteln-Kombinationsimpfung für Kinder ab dem Alter von 12 Monaten empfohlen! Leider gibt es immer wieder regionale Impflücken. Die Inkubationszeit beträgt 8 bis 12 Tage, der Übertragungsweg ist eine Tröpfcheninfektion. Patienten sind ca. 4 Tage vor bis 4 Tage nach Ausbruch des Hautausschlages ansteckend.

Bei Masern besteht eine Meldepflicht nach § 6 des Infektionsschutzgesetzes bei Verdacht, Erkrankung und Tod.

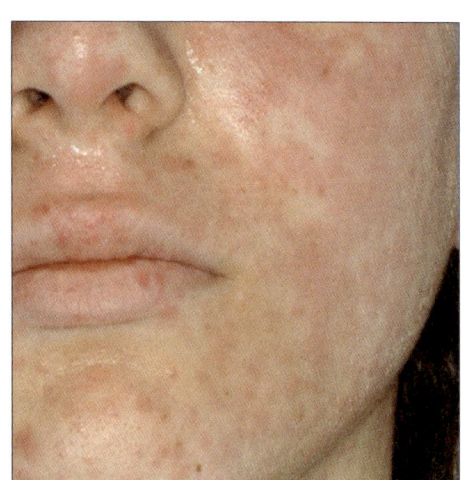
Masern

Symptome und Verlauf: Für die Maserninfektion ist ein zweigipfeliger Erkrankungsverlauf typisch. Nach einem Vorstadium mit unspezifischen Krankheitserscheinungen wie Husten, Fließschnupfen, Augenentzündungen mit Lichtscheu und auch Fieber kommt es zu einem vorübergehenden Fieberabfall. Im Vorstadium sind im Bereich der Wangenschleimhaut Koplik-Flecken erkennbar. Dabei handelt es sich um kalkspritzerartige, weiße Flecken. Darauf folgt der zweite hochfieberhafte Temperaturanstieg, in dessen Verlauf der typische Masernausschlag auftritt. Die kleinen roten Flecken und Papeln beginnen meist am Kopf hinter den Ohren und wandern von dort aus nach unten über den gesamten Körper. Die Lymphknoten sind geschwollen, Patienten fühlen sich sehr krank. Der Masernausschlag klingt, wenn das Fieber sinkt, nach ca. 4-7 Tagen wieder ab. Zu Komplikationen zählen Mittelohrentzündungen, Lungenentzündung, Bronchitis und Durchfall. Besonders gefürchtet ist die seltene masernbedingte Gehirnhautentzündung.

Ursache: Auslöser sind Paramyxoviren, die über Tröpfchen übertragen werden. Eintrittspforten sind die Schleimhäute von Mund, Nase und Augen.

Behandlung: Die Maserntherapie ist unspezifisch und ist auf Milderung der grippalen Symptome ausgerichtet.

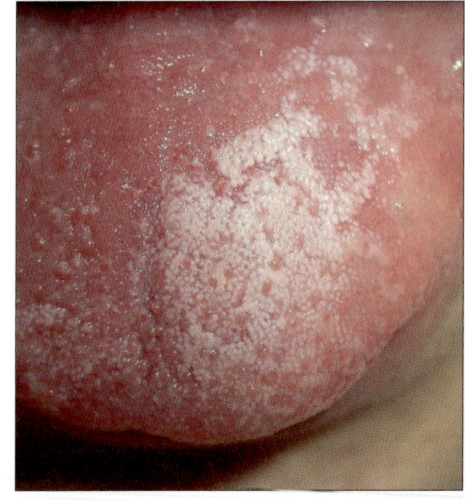
Himbeerzunge bei Scharlach

Scharlach

Die akut-bakterielle Infektionskrankheit tritt vor allem im Kindesalter zwischen 4 und 7 Jahren auf. Die Inkubationszeit beträgt 1 bis 4 Tage.

Symptome: Vor dem eigentlichen Scharlach-Ausschlag besteht meist eine durch Streptokokken ausgelöste Entzündung der Rachenmandeln. Nach einigen Tagen entsteht ein Ausschlag aus roten Flecken und Papeln, der im Kopfbereich beginnt und sich unter Aussparung der Hand- und Fußflächen nach unten über den Körper verbreitet. Besonders deutlich zeigen sich die Hauterscheinungen in den Ellenbeugen und Kniekehlen. Auch das Gesicht ist flächig gerötet, nur das Areal um das Lippenrot bleibt frei und erscheint somit als heller Ring. Die Zunge ist vergröbert und gerötet, was als Scharlachtypische Himbeerzunge bezeichnet wird. Der Scharlach-Ausschlag bildet sich nach ca. einer Woche unter teils ausgeprägter Schuppung zurück. Zeigt sich ein schwerer Krankheitsverlauf, kann es zu hohem Fieber, Leberschwellung, selten zur Herzmuskelentzündung, Erythrodermie bis hin zu Krampfanfällen kommen.

Ursache: Scharlach wird durch Strepto-kokken-Exotoxine verursacht.

Behandlung: Vom behandelnden Arzt sollte eine Antibiotika-Behandlung mit Penicillin oder Cefuroxim eingeleitet werden.

Erysipel (Wundrose)

Der Wundrose, umgangssprachlich auch oft als Blutvergiftung bezeichnet, liegt eine bakterielle Infektion der oberen Hautschichten und Lymphwege zugrunde. Sie kann in jedem Lebensalter auftreten.

Symptome und Verlauf: Das Erysipel ist ein akut auftretendes Krankheitsbild, das durch eine meist stark überwärmte, scharf begrenzte Rötung und Schwellung gekennzeichnet ist. Aufgrund der Ausbreitung entlang der Lymphgefäße kann es zu charakteristischen zungen- oder fingerförmigen Ausläufern kommen. Es tritt meist an den Armen und Beinen auf, die betroffene Extremität ist auch sehr druckempfindlich. Tritt eine Wundrose im Gesicht auf, wird diese auch als Gesichtsrose bezeichnet. Unangenehme Begleiterscheinungen sind oft Fieber, Schüttelfrost und Kopfschmerzen.

Ursache: Häufigster Auslöser ist das Bakterium Staphylokokkus pyogenes,

aber auch andere Bakterienstämme können ursächlich sein. Diese Erreger dringen über kleinste Verletzungen oder durch Fußpilz aufgeweichte Zehenzwischenräume in die Haut ein und breiten sich entlang der Lymphspalten aus.

Behandlung: Die Wundrose erfordert eine sofortige ärztliche Behandlung. Die entsprechende antibiotische Therapie wird über eine Infusion über die Vene verabreicht. Dies erfolgt zumeist im Krankenhaus. Zudem sollte eine Ruhigstellung, Hochlagerung und regelmäßige Kühlung des betroffenen Gliedes erfolgen.

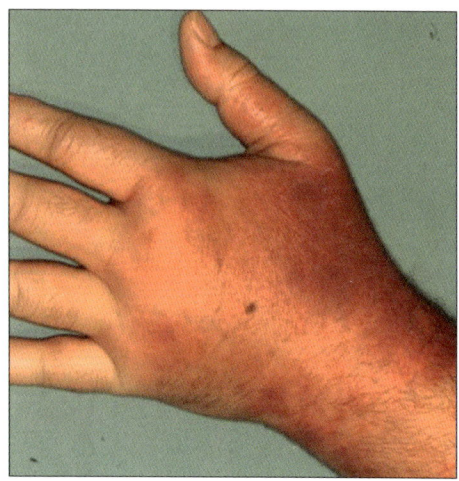

Erysipel

Vorsicht: Das Gesichtserysipel birgt die Gefahr einer lebensgefährlichen Sinus-Cavernosus-Thrombose!

Erythema chronicum migrans (Wanderröte) durch Zecken-biss

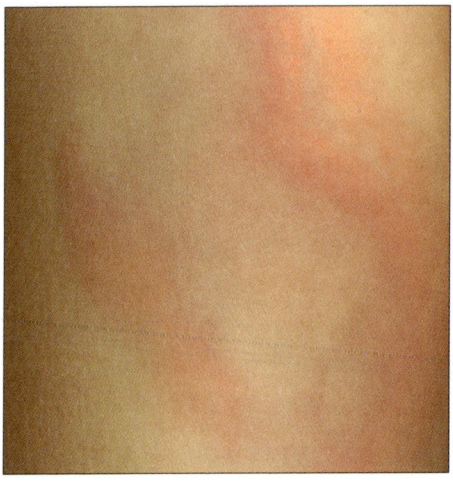

Erythema chronicum migrans

Das Erythema chronicum migrans ist eine häufige, durch infizierte Zecken auf den Menschen übertragene Erkrankung. Sie ist das früheste Anzeichen einer Borreliose. Die Borreliose ist eine in Stadien verlaufende Erkrankung. Die Inkubationszeit der Wanderröte beträgt meist 4 bis 20 Tage.

Symptome und Verlauf: An der Einstichstelle entsteht eine kleine rote Papel. Von dort aus breitet sich innerhalb weniger Wochen eine scharf begrenzte, randbetonte, symptomlose Rötung zentrifugal aus. Bei 50% der Infizierten treten mehrere dieser Rötungen auf. Ohne Therapie bildet sich die Wanderröte zwar nach einigen Wochen wieder zurück, es kann sich jedoch eine chronische Borreliose mit Organkomplikationen entwickeln.

Ursache: Die Krankheit wird meist durch das Bakterium Borrelia burgdorferi hervorgerufen. Dieses wird durch den infizierten Speichel der Zecken auf den Menschen übertragen.

Behandlung: Damit sich das Erythema chronicum migrans als Frühstadium der Borreliose nicht nach Monaten und Jahren in das Spätstadium und das chronische Stadium der Borreliose mit multiplen Organkomplikationen weiterentwickelt, sollte vom Kinderarzt oder Hautarzt eine dementsprechende antibiotikahaltige (meist Amoxicillin, Cefuroxim) Tablettentherapie eingeleitet werden.

Erythema exsudativum multiforme

Das EEM ist eine relativ häufige Hauterkrankung, die bei Kindern meist als Begleiterscheinung anderer Infektionen auftreten kann. Es wird eine saisonale Häufung im Frühling und Herbst beobachtet.

Symptome und Verlauf: Das EEM tritt meist im Rahmen einer Infektion auf. Es kommt zum spontanen Auftreten von runden, rötlichen Flecken, die sich im Laufe einiger Tage in die charakteristische dreizonige Schießscheibenform weiterentwickeln. In der Mitte dieser Schießscheiben-ähnlichen Herde sieht man oft eine kleine Blase. 2-3 Wochen lang können neue Herde auftreten.

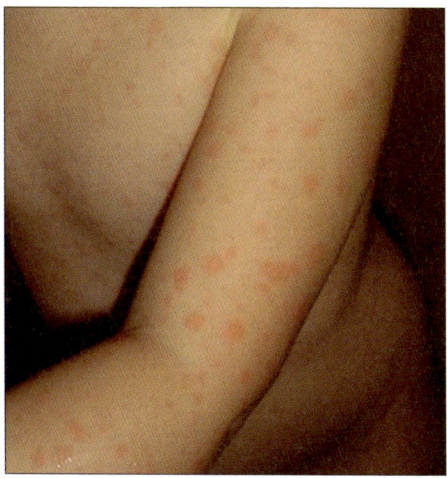

Erythema exsudativum multiforme

Es gibt zwei Formen des Erythema exsudativum multiforme. Bei der Minor-Form ist nur die Haut betroffen, die Major-Form zeigt auch den Mitbefall mindestens einer Schleimhautregion (meist der Mundschleimhaut). Im Vorfeld der Hauterscheinungen können Allgemeinsymptome wie Kopf- und Halsschmerzen, Husten und Abgeschlagenheit auftreten.

Ursache: Das Erythema exsudativum multiforme wird bei Kindern meist durch Infektionen, in seltenen Fällen durch Medikamente ausgelöst. Zu den häufigsten infektiösen Auslösern zählen die Herpesviren, Mykoplasmen und Streptokokken.

Behandlung: Es sollte vornehmlich die Behandlung der auslösenden Infektion erfolgen. Bei schwerer Schleimhautbeteiligung im Rahmen der Major-Form können Kortisonpräparate zum Einsatz gebracht werden.

Windeldermatitis

Unter der Windeldermatitis leiden bis zu einem Drittel aller Windelkinder mindestens einmal, nicht selten sogar häufiger.

Aussehen und Verlauf: Im Windelbereich (meist Gesäß, innere Oberschenkelseiten) finden sich teils großflächige Rötungen, manchmal mit roten, flachen Papeln. Bei sehr ausgeprägtem Befund können sich wunde, offene Bereiche bilden. Bei Besiedelung durch Hefepilze (meist Candida albicans) treten randständige Schuppungen und Pusteln auf. Juckreiz und brennende Schmerzen sind oft begleitend.

Ursache: Hauptursache ist das luftdichte, feucht-warme Milieu, das durch die enganliegenden Windeln bedingt wird. Längerer Kontakt von Urin und Stuhl kann zur Aufweichung der Hautschutzbarriere führen. Ammoniak, der durch die Zersetzung von Harnstoff durch Stuhlbakterien entsteht, lässt den pH-Wert der Haut ansteigen, was zu weiteren Reizungen führt. Hautirritierende Stoffe können dadurch viel leichter in die Haut eindringen. Durchfälle, z. B. nach Antibiotikatherapie können auch ursächlich sein.

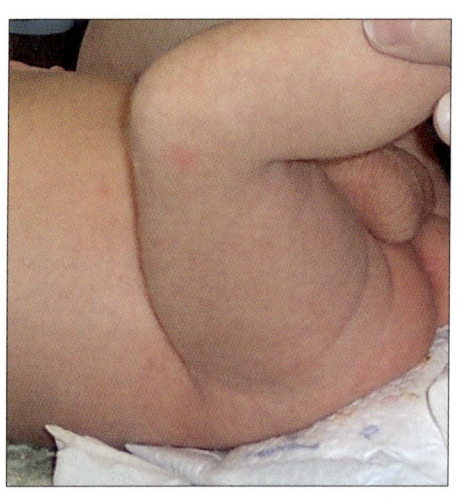

Windeldermatitis

Behandlung: Die Therapie sollte sich nach den 5 Maßnahmen des Windeldermatitis ABCDE richten:

A – air: Es sollte so viel Luft wie möglich an den Windelbereich gelassen werden, zwischenzeitliche Windelpausen und Strampeln mit freiem Popo können sich sehr positiv auswirken.

B – barriers, meint die Wiederherstellung und Aufrechterhaltung der hauteigenen Hautschutzbarriere, zum Beispiel mit weicher Zinkpaste.

C – cleansing: Darunter versteht man das regelmäßige Wechseln der Windeln in kürzeren Abständen, empfohlen werden 3 Stunden. Die Reinigung des Windelbereichs sollte ohne Zusätze erfolgen, evtl. mit Olivenöl. Anschließend wird mit einem weichen Tuch trockengetupft oder vorsichtig trockengeföhnt (immer mit der eigenen Hand die Temperatur prüfen!)

D – diapers: Empfohlen wird die Nutzung moderner, stark saugfähiger Windeln.

E – education: Eltern sollten über die Windeldermatitis und die Gegenmaßnahmen gut aufgeklärt sein.

Heilen die Hauterscheinungen trotz Einhaltung der ABCDE-Grundsätze nicht ab, kommen noch folgende Therapien zum Einsatz: Bei gleichzeitiger Hefepilzbesiedelung sollten Antipilz-Pasten und ggf. eine begleitende innerliche Behandlung mit Nystatin erfolgen, da oft gleichzeitig ein Candidabefall der Mundschleimhaut und des Darmtraktes vorliegt. Offene Stellen werden nach Absprache mit dem Arzt mit dünn aufgetragenen, desinfizierenden Farbstoffen behandelt.

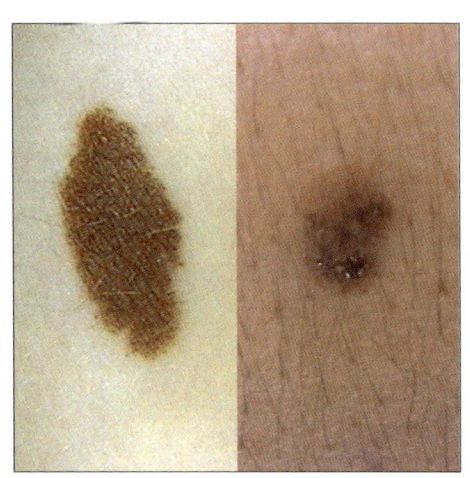

Pigmentnävus   dysplastischer Nävus

C: Dunkle Flecken (Maculae)

Pigmentnävus (Muttermale)

Pigmentnävi können angeboren sein (kongenitale Nävi) oder erst im Laufe des Lebens entstehen (erworbene Nävi). Mit zunehmendem Lebensalter und durch häufige Sonnenbäder oder Solariumsbesuche kann sich die Anzahl der erworbenen Muttermale ständig erhöhen. Angeborene Muttermale werden in kleine, große und Riesennävi unterteilt. Eine weitere Untergruppe sind die sogenannten atypischen Nävi. Sie können zufällig oder vererbt vorkommen. Je heller der Hauttyp, je höher die Anzahl der Muttermale und je intensiver die gesamte UV-Belastung, umso höher ist die Gefahr atypischer Nävi – sie gelten als Vorstufe des schwarzen Hautkrebses (Melanom).

Aussehen und Verlauf: Angeborene Muttermale sind scharf begrenzte Flecken in unterschiedlichen Brauntönen. Sie sind nicht selten behaart. Bei sehr großen Herden können auch knotige Anteile vorkommen. Sie können überall auftreten, Riesennävi sind oftmals am Rücken lokalisiert. Im Laufe des Lebens erworbene Muttermale sind meist kleine, scharf begrenzte, gleichmäßig pigmentierte, hell- bis dunkelbraune Flecken. Je nach Tiefe der Nävuszellen in den Hautschichten können die Herde auch erhaben sein. Atypische Muttermale erscheinen deutlich unruhiger in ihrer Pigmentierung und sind meist größer.

Behandlung: Muttermale können vom Dermatologen völlig schmerzfrei mit Hilfe eines Auflichtdermatoskopes begutachtet werden. Grundsätzlich sollten die Eltern auch immer ein Auge auf die Muttermale der Kinder haben und auf einen konsequenten Sonnenschutz achten.

Große angeborene Muttermale und Riesennävi bergen die Gefahr einer Melanomentwicklung im Laufe des Lebens und sollten daher entfernt werden oder zumindest regelmäßig ärztlich kontrolliert werden.

Atypische Nävi müssen operativ entfernt und feingeweblich (histologisch) untersucht werden!

Eltern können die Muttermale anhand der **ABCDE**-Regel beurteilen:

A – steht für Asymmetrie des Muttermals

B – steht für unscharfe, unregelmäßige Begrenzung

C – Color, steht für unregelmäßige Pigmentierung und Farbschattierungen

D – steht für einen Durchmesser größer als 6 mm

E – steht für die Erhabenheit von Anteilen

Café-au-lait-Fleck

Café-au-lait-Flecken sind harmlose Hauterscheinungen, die bei bis zu einem Drittel der Kinder als Einzelherde zu beobachten sind. Sie können ab der Geburt auftreten, entwickeln sich aber meist bis zum 2. Lebensjahr. Sind sechs oder mehr dieser Herde zu finden, sollte eine Neurofibromatose vom Kinderarzt ausgeschlossen werden.

Aussehen und Verlauf: Café-au-lait-Flecken sind scharf begrenzte, gleichmäßig milchkaffeefarben-pigmentierte Flecken. Sie können am gesamten Körper auftreten.

Café-au-lait-Fleck

Behandlung: Bei Einzelherden ist keine Therapie erforderlich, bei einer Häufung von Café-au-lait-Flecken muss eine Neurofibromatose ausgeschlossen werden.

Melasma

Das Melasma wird vor allem bei jugendlichen Mädchen und Frauen beobachtet, die die Antibabypille einnehmen. Auch im

Rahmen einer Schwangerschaft kann sich ein Melasma ausbilden.

Aussehen und Verlauf: Die unscharf begrenzten, braunen Pigmentierungen finden sich vor allem im Gesicht im Wangen-, Stirn- und Oberlippenbereich.

Ursache: Die hormonelle Umstellung in Kombination mit UV-Licht bedingt das Melasma.

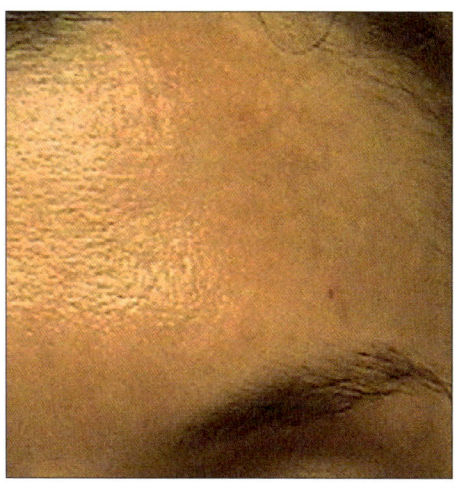

Melasma

Behandlung: Das Hormonpräparat sollte möglichst abgesetzt werden. Bei starker kosmetischer Beeinträchtigung können in den UV-armen Monaten pigmentaufhellende Cremes, Peelings oder auch Lasertherapien erwogen werden. Besonders wichtig ist ein konsequenter Lichtschutz!

Mastozytom und Urtikaria pigmentosa (makulopapulöse Mastozytose)

Sie zählen zur Gruppe der Mastozytosen, bei denen es zur Vermehrung der Mastzellen in der Haut kommt. Bei der Urtikaria pigmentosa sind im Kindesalter in seltenen Fällen auch innere Organen mitbetroffen. Sie ist die häufigste auf die Haut bezogene Mastozytose im Kindesalter. Meist manifestiert sie sich bereits im Säuglingsalter.

Einzelne Mastozytome treten bereits ab der Geburt oder im Laufe der ersten zwei Lebensjahre auf.

Aussehen und Verlauf: Mastozytome treten als Einzelherde in Form von gelbbräunlichen Flecken oder Plaques in Erscheinung.

Bei der generalisierten Urtikaria pigmentosa finden sich am gesamten Körper mit Betonung des Rumpfes viele gelb-bräunliche oder rötliche Flecken und Papeln.

Reibt man die Herde, so kann eventuell eine Blase entstehen. Juckreiz ist ein häufiges Begleitsymptom. Durch Reibung der Haut mittels eines Holzspatels kann im Reizareal eine spontane Quaddelbildung ausgelöst werden (urtikarieller Dermographismus). Etwa 10% der Kinder entwickeln weitere Symptome wie

Durchfall, Wachstumsstillstand, Kopf- oder Knochenschmerzen. Bei den meisten Kindern kommt es bis zum Jugendalter zu einer teilweisen oder kompletten spontanen Rückbildung der Symptome.

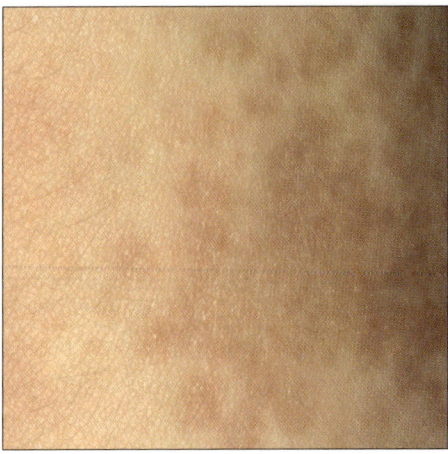

Urtikaria pigmentosa

Ursache: Den Mastozytosen liegt ein genetischer Defekt zugrunde. Die Symptome können durch sogenannte Triggerfaktoren (Reibung, kalte und warme Reize, Infekte, Arzneimittel, Insektengifte) ausgelöst werden.

Behandlung: Eine Therapie ist in den meisten Fällen nicht erforderlich, da die Mastozytome und die Urtikaria pigmentosa eine hohe Spontanheilungsrate zeigen. Die genannten Triggerfaktoren sollten gemieden werden. Symptomatisch können juckreizlindernde Lotionen, Anti-histaminika und leicht kortisonhaltige Cremes eingesetzt werden.

D: Flecken mit Schuppung

Ichthyosis vulgaris

Die Gruppe der Ichthyosen sind genetisch bedingte Krankheitsbilder, für die eine sehr trockene Haut mit vermehrter Schuppenbildung typisch ist. Meist werden sie bereits bei der Geburt oder kurz danach diagnostiziert. Die Ichthyosis vulgaris ist die häufigste unter ihnen. Meist tritt sie im Säuglingsalter in Erscheinung.

Aussehen und Verlauf: Bereits im Neugeborenenalter erscheint die Haut sehr trocken und fein-schuppig. Im Laufe der nächsten Lebensmonate entwickeln sich die typischen grau-weißlichen, trockenen Schuppen im Bereich der Arm- und Beinstreckseiten. Auch der Bauch ist oft mitbetroffen. Das Gesicht und die Beugeseiten sind bei den Kindern meist frei. Die Handflächen zeigen eine deutliche Vergröberung. Begleitsymptom ist allenfalls eine trockene, gespannte Haut. Die Symptome mildern sich ab dem 8. bis 12. Jahr zunehmend ab, oft besteht jedoch gleichzeitig noch eine Neurodermitis oder eine Keratosis pilaris.

Ursache: Auch der Ichthyosis vulgaris liegt ein Gendefekt zugrunde.

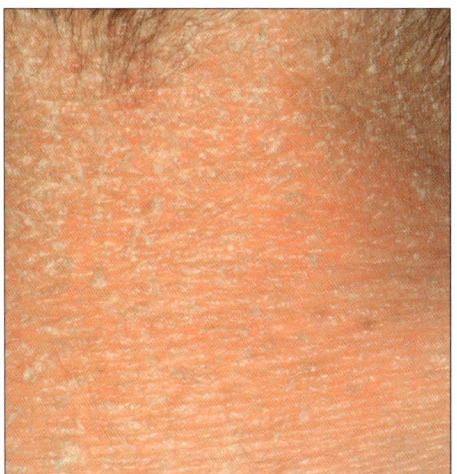

Ichthyosis vulgaris

Behandlung: Es sollte eine vorsichtige Schuppenablösung durch ölhaltige Bäder und eine konsequente Rückfettung der Haut erfolgen.

Seborrhoisches Säuglings-ekzem (Milchschorf)

Das seborrhoische Ekzem ist eine gutartige, häufige Hauterkrankung, die sowohl im Säuglingsalter als auch im Erwachsenenalter auftreten kann. Bei Säuglingen wird es auch als Milchschorf bezeichnet.

Symptome und Verlauf: Die Zeichen eines seborrhoischen Ekzems treten oft schon in den ersten 3 Lebenswochen auf, im Gegensatz zur Neurodermitis aber eigentlich immer vor dem 3. Lebensmonat. Am Kopf, in den großen Körperbeugen, am Hals sowie im Windelbereich zeigen sich gut abgegrenzte, schuppende rote Plaques, die oft gelblich glänzende Krusten haben.

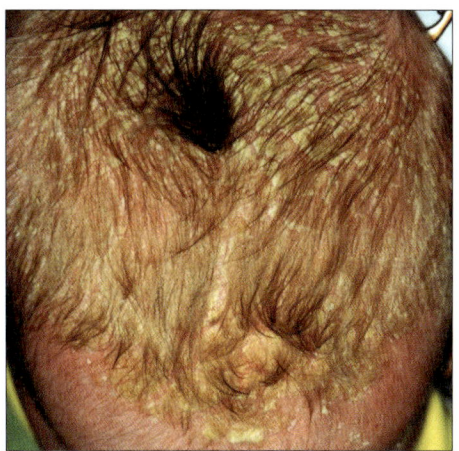

Seborrhoisches Säuglingsekzem

Da diese Krusten angebrannter Milch ähneln auch der Name Milchschorf. Leichter Juckreiz kann die Symptome begleiten. In seltenen Fällen wird eine Ausbreitung auf den ganzen Körper beobachtet. Eine Spontanheilung bis zum 2. Lebensjahr ist häufig.

Ursache: Die Ursache des seborrhoischen Säuglingsekzems ist noch nicht abschließend geklärt.

Behandlung: Bei der Pflege sollten leichte, nicht zu fetthaltige Pflegeprodukte ausgewählt und Reizungen durch Seifen vermieden werden. Milde Kortisonpräparate können vorübergehend Linderung bringen. Die Krusten dürfen nur vorsichtig (nach Aufweichen mit Baby- oder Olivenöl) abgelöst werden.

Atopische Dermatitis (Neurodermitis)

Die Neurodermitis ist die häufigste chronische Hauterkrankung im Kindes- und Jugendalter. Sie zählt zu den genetisch vorbelasteten Erkrankungen des atopischen Formenkreises (Heuschnupfen, allergisches Asthma). In Deutschland sind ca. 5-12% aller Kinder davon betroffen.

Aussehen und Verlauf: Die Neurodermitis tritt nicht vor dem 3. Lebensmonat auf! Das klinische Bild ist sehr altersabhängig: Im Säuglingsalter und den ersten 2 Lebensjahren finden sich häufig nässende, krustige Ekzeme im Gesicht, an den Streckseiten der Extremitäten und am Rumpf. Die Windelregion ist typischerweise erscheinungsfrei.

Im Kleinkind- und Vorschulalter finden sich meist trockene Ekzeme im Bereich der großen Körperbeugen, im Gesicht sowie an Hals- und Schulterregion. Oft kommt es bis zur Einschulung aber auch zu einem deutlichen Rückgang oder gar zur Abheilung der Symptome. Im Schul- und Jugendalter kommt oft noch der Befall der Hände und Füße hinzu und die Ekzeme vergröbern sich (Lichenifikation). Allen Ekzemformen gemeinsam ist der oft unerträgliche Juckreiz.

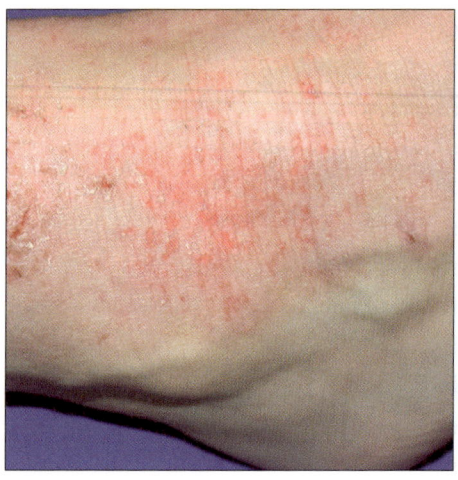

Atopische Dermatitis

Zu den Komplikationen zählen die bakterielle Infektion durch Staph. aureus und Streptokokken, Infektionen mit Herpesviren (Eczema herpeticatum) oder Dellwarzen (Eczema molluscatum), Pilzinfektionen oder der Befall des gesamten Hautorgans (Erythrodermie). Bei einem Großteil der Kinder heilt das atopische Ekzem bis zum Erwachsenenalter ab oder ist zumindest deutlich abgeschwächt.

Ursachen: Die Veranlagung zur atopischen Dermatitis wird vererbt. Dadurch kommt es zu einem Defekt der Hautschutzbarriere, einer gestörten Immunabwehr und erhöhten Serum-IgE-Spiegeln im Blut.

Die Schübe der Neurodermitis werden durch sogenannte Trigger-Faktoren ausgelöst: hautirritierende Stoffe (Wolle, Synthetik, Schweiß, Reinigungsmittel, Tabakrauch), Infektionen, ungünstige klimatische Verhältnisse (extreme Trockenheit, Schwüle oder Kälte), emotionale Faktoren (Stress, Trauer, Sorge, Freude), Nahrungsmittel (Kuhmilch, Ei, Weizen, Soja, Nüsse, Meeresfrüchte) oder Luftallergene (Pollen, Hausstaubmilben, Tierhaare).

Behandlung: Der wichtigste Punkt in der Neurodermitisbehandlung ist die konsequente Basispflege zur Aufrechterhaltung der hauteigenen Barrierefunktion. Zudem sollten alle individuellen Triggerfaktoren gemieden werden! Sowohl die Pflege, als auch die medikamentöse Therapie sind alters- und befundabhängig.

Pflege: Im Säuglings- und Kleinkindalter sollten Bäder mit rückfettenden Substanzen und ohne sonstige Badezusätze erfolgen. Die Hautpflege sollte mit Glycerol-

oder Dexpanthenol-haltigen Produkten erfolgen. Auf Harnstoff sollte in diesem Alter verzichtet werden. Bei älteren Kindern können obengenannte Inhaltsstoffe und auch der stark feuchtigkeitsbindende Harnstoff für die tägliche Pflege verwendet werden.

Juckreiz: kühlenden Cremes und Lotionen, feuchte Umschläge, fett-feuchte Verbände, Polidocanol und Menthol-haltige Creme, Antihistaminika (1. Generation: machen müde, zur Nacht, 2. Generation: machen kaum/nicht müde für tagsüber)

Medikamentöse Therapie

Akute Schübe: bedürfen einer entzündungshemmenden Therapie in Form von Kortison- und/oder Immunmodulatorhaltigen Cremes oder Salben. Bei den Kortisonpräparaten kommen zunehmend die deutlich besser verträglichen Substanzen der 2. und 3. Generation zum Einsatz. In erscheinungsfreien Intervallen wird eine mehrmonatige proaktive Therapie mit dem Immunmodulator Tacrolimus empfohlen.

Schwerste Verläufe: Kortison oder Immunsuppressiva in Tablettenform.

Bei Infektionen werden lokale und/oder innerliche Antibiotika und desinfizierende Bäder oder Lotionen angewandt. Bei der

Lichttherapie wird langwelliges UV-A1 Licht eingestezt, aber wegen möglicher Langzeitschäden sollte die Therapieform nicht vor der Pubertät erfolgen. Weitere flankierende Maßnahmen sind Schulungen, Reha-Maßnahmen, wenn nötig, Diätberatung und psychologische Beratung. (Siehe Seite 53)

Kontaktekzem

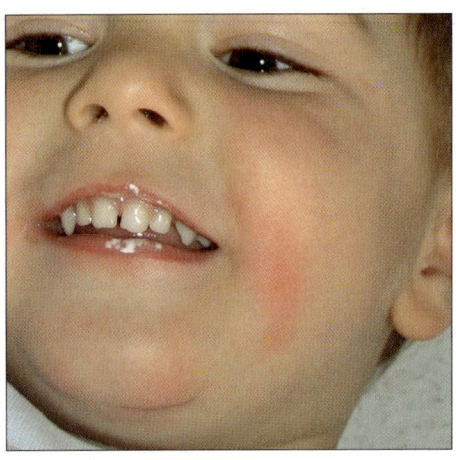

Kontaktekzem

Nicht alle Kontaktekzeme sind von allergischer Natur. Nur 5-10% der Kontaktallergien liegt eine relevante Sensibilisierung zugrunde. Kontaktekzeme allgemein sind relativ häufig und werden in jedem Kindesalter beobachtet.

Symptome und Verlauf: Genauso vielfältig wie die Ursachen sind die klinischen Ausprägungen. Sie reichen von Rötungen und Schuppungen der Haut bis hin zu Papeln und Bläschen. Meist sind sie auf die Kontaktregion beschränkt, es kann jedoch Streuphänomene geben. Die betroffene Haut juckt und/oder brennt. Beim allergischen Kontaktekzem bleibt die Sensibilisierung meist lebenslang bestehen.

Ursache: Dem Kontaktekzem kann eine Typ-IV-Allergie zugrunde liegen oder es wird durch physikalische (z. B. durch zu häufiges Händewaschen) oder chemische Stoffe (irritativ-toxisches Kontaktekzem) ausgelöst. Deshalb gilt es, die Ursache herauszufinden. Im Fall einer allergischen Kontaktallergie kann es sich beispielsweise um eine Nickelallergie handeln, die durch nickelhaltige Legierungen von Modeschmuck oder Münzen ausgelöst wird. Andere Kontaktallergene im Kindesalter sind: die Lokalantibiotika Neomycin und Bacitracin, Duftstoffe, Perubalsam, Wollwachs in Cremezubereitungen, Farb- und Konservierungsstoffe und einige mehr. Zu den häufigsten irritativ-toxischen Ekzemen gehören bei Kindern die Windeldermatitis (siehe S. 133), das Schnullerekzem und das Lippenschleckekzem. Das Lippenschleckekzem wird durch zu viel Lecken ausgelöst. Das Kind fährt sich (fast zwanghaft) mit der Zunge über die Mundpartie. Das kann daran liegen, dass die Haut zu trocken ist und gewissermaßen befeuchtet werden muss. Andererseits kann sich dahinter aber auch die Reaktion auf Stress verbergen.

Behandlung: Bekannte Kontaktallergene (im Epikutantest diagnostiziert) oder hautirritierende Stoffe sollten gemieden werden. Bei akuten Ekzemen helfen feuchte Schwarzteeumschläge oder kortisonhaltige Cremes. Bei starkem Juckreiz können begleitend Antihistaminika gegeben werden.

möglich. Viele betroffene Kinder haben zudem eine Pilzerkrankung der behaarten Kopfhaut. Leichter Juckreiz begleitet oft die Hauterscheinungen.

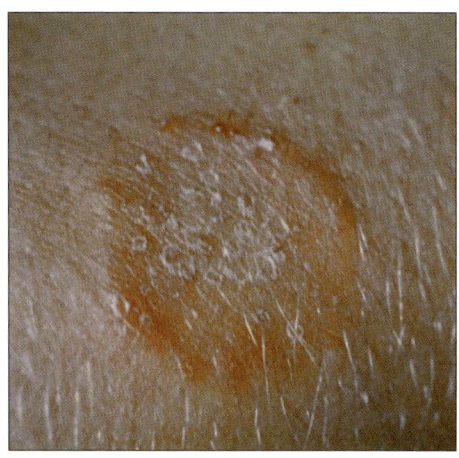

Tinea corporis

Tinea corporis

Die Tinea corporis ist eine gutartige Pilzerkrankung der Haut. Sie kann in jedem Lebensalter auftreten.

Aussehen und Verlauf: Bei der Tinea corporis entwickeln sich scharf begrenzte, randbetonte Herde mit randständiger Schuppung. Auch gelbliche Pusteln können auf den Herden vorkommen. Die Tinea corporis wird oft an nicht bekleideten Körperstellen diagnostiziert (Gesicht, Hals, Brust, Arme), eine Streuung auf andere Körperstellen ist jederzeit

Ursache: Die Tinea corporis wird durch sogenannte Dermatophyten (Hautpilze) hervorgerufen. Die häufigsten Erreger unter ihnen sind Trichophyton rubrum und Trichophyton mentagrophytes.

Behandlung: Die Therapie erfolgt in erster Linie durch Hautpilz-abtötende (fungizide) oder wachstumshemmende (fungistatische) Cremes. Eine innerliche Therapie ist nur ausgeprägten Befunden vorbehalten, da viele Antipilzmittel im Kindesalter noch nicht zugelassen sind und als Off-Label-Use gegeben werden müssen.

Pityriasis rosea (Röschenflechte)

Die Röschenflechte ist eine gutartige, selbstheilende Hauterkrankung. Sie tritt meist bei Jugendlichen und jüngeren Erwachsenen auf. Jüngere Kinder sind nur sehr selten betroffen.

Symptome: Das erste Zeichen einer Röschenflechte ist ein sogenanntes Primärmedaillon oder auch Mutterherd. Diese Hauterscheinung ist ein scharf begrenzter, roter, ovaler Plaque mit einer feinen Schuppenkrause. Nach etwa 1-2 Wochen folgen mehrere Tochterherde. Die Herde finden sich zumeist am Rumpf und den rumpfnahen Extremitäten.

Wenn überhaupt, so besteht nur leichter Juckreiz. Die Herde können durch zu häufiges Waschen oder Anwendung von Seifen leicht gereizt werden. In den meisten Fällen klingen die Hauterscheinungen nach 2-3 Monaten auch ohne Therapie spontan ab.

Ursache: Die Röschenflechte wird vermutlich durch eine Herpes-Viren-Infektion (HHV6 und HHV7) ausgelöst.

Behandlung: Eine Therapie ist in den meisten Fällen nicht erforderlich. Bei starkem Juckreiz können reizlindernde Lotionen oder Antihistaminika eingesetzt werden. Einige Patienten berichten über den positiven Effekt von Sonnenlicht.

Pityriasis rosea

2. Quaddelige (urtikarielle), knotige (nodöse) und papulöse Hautveränderungen

A: Rote und weiße Quaddeln

Urtikaria (Nesselfieber)

Das Nesselfieber ist eine häufige, gutartige Erkrankung, die in jedem Lebensalter auftreten kann. Rund 5% aller Urtikaria-Patienten sind jünger als 16 Jahre. Das Krankheitsbild ist sehr vielgestaltig und kann unterschiedlichste Ursachen haben. Eine Erkrankungsdauer bis 6 Wochen wird als akute Urtikaria, darüberhinausgehend als chronische Urtikaria bezeichnet.

Symptome und Verlauf: Die Urtikaria ist geprägt durch spontan auftretende, rötliche oder helle, oft großflächige, landkartenartige Flecken oder Quaddeln mit Umgebungsrötung. Die Hauterscheinungen sind flüchtig und können sich ständig verändern. Begleitsymptom ist oft ausgeprägter Juckreiz, selten wird ein brennendes Gefühl berichtet. Im manchen Fällen tritt gleichzeitig mit dem Nesselfieber ein Quincke-Ödem aus. Dabei kommt es zu akuten Schwellungen im Gesichts- und Genitalbereich, an Händen und Füßen sowie der Schleimhaut des Mund-Rachen-Raums.

Ursache: Das Nesselfieber kann die unterschiedlichsten Auslöser haben, im Kindesalter stehen jedoch allgemeine Infekte als auslösendes Moment im Vordergrund. Desweiteren können Allergien, pseudoallergische Unverträglichkeiten gegenüber Medikamenten, Nahrungsmittelunverträglichkeiten, physikalische Reize der Haut durch Wärme, Kälte, Licht, Druck oder Wasser, aber auch psychischer Stress Auslöser einer Urtikaria sein. In einer Vielzahl der Fälle kann ein Auslöser jedoch nicht ermittelt werden.

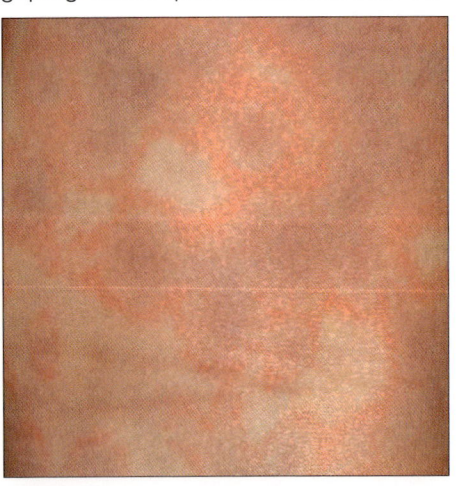

Urtikaria

Behandlung: An erster Stelle sollte der Auslöser gemieden werden, sofern dieser bereits ermittelt wurde. Ein Symptom-Tagebuch, in das der Hautbefund, eingenommene Medikamente oder Nahrungsmittel und Infekte notiert werden, kann bei der Suche nach einem Auslöser hilfreich sein. Begleitend kann eine pseudoallergenarme (z. B. von Nahrungsmittelzusatzstoffen freie) Diät für 2-3 Wochen durchgeführt werden. Die Symptome sind in der Regel gut mit Antihistaminika der zweiten Generation, die keine Müdigkeit auslösen, zu behandeln. Eventuell kann eine deutliche Dosiserhöhung notwendig werden. Als nächste Stufe kommen Leukotrienantagonisten zum Einsatz. Begleitend können Juckreiz-lindernde Lotionen angewendet werden.

Die Akuttherapie des Quincke-Ödems ist ausführlich im Notfallfinder, Seite 115 beschrieben.

B: Weißliche, hautfarbene und hellrote Knoten und Papeln

Milien

Milien sind völlig harmlose, symptomlose Hauterscheinungen. Sie werden auch als Grießkörner bezeichnet. Fast jedes zweite Neugeborene oder jeder zweite Säugling hat eine oder mehrere Milien. Auch in der Pubertät kommen sie vermehrt vor.

Symptome: Milien sind punktförmige, weiße Papeln, die vor allem im Gesicht, seltener am Körper auftreten. Meist gehen sie unbemerkt auf und bilden sich somit zurück.

Behandlung: Eine Therapie ist nicht erforderlich. Bei großer Ausprägung sind Behandlungen durch eine Medizinkosmetikerin möglich.

Syringome

Syringome sind häufige, gutartige kleine Hautknötchen. Sie entstehen meist erst im Rahmen der Pubertät. Bei Kindern mit Down-Syndrom werden sie deutlich häufiger (bei etwa 1/3) beobachtet.

Aussehen und Verlauf: Die kleinen weiß-gelblichen punktförmigen Knötchen finden sich in erster Linie um die Augen herum, seltener auch an Hals, Oberkörper und Genitalien. Es sind meist viele und sie sind völlig symptomlos.

Ursache: Als auslösendes Moment werden Hormonänderungen zu Beginn der Pubertät vermutet.

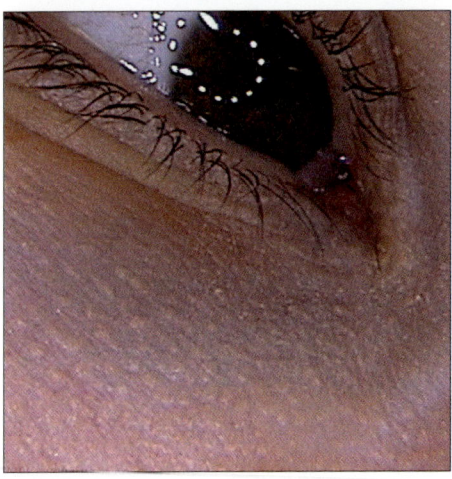

Syringome

Behandlung: Eine Behandlung ist aus medizinischer Sicht nicht erforderlich, sie ist allenfalls kosmetisch begründet und kann beispielsweise mittels Laser durchgeführt werden.

Trichoepitheliom

Trichoepitheliome sind häufige, per se gutartige kleine Hautknötchen.

Aussehen und Verlauf: Als stecknadelkopfgroße, hautfarbene, kleine Papel findet man das Trichoepitheliom einzeln oder zu mehreren am häufigsten in der Gesichtsmitte. Begleitsymptome bestehen nicht.

Ursache: Man geht von einer genetischen Veranlagung aus.

Behandlung: Aufgrund der Gefahr, dass sich im Laufe des Lebens auf dem Boden eines Trichoepithelioms ein Basaliom (Form des weißen Hautkrebses) entwickeln kann, sollten einzelne Herde operativ oder per Laser entfernt werden. Bei einer größeren Anzahl werden Befundkontrollen durchgeführt!

Juveniles Xanthogranulom

Es handelt sich um eine gutartige Erkrankung der Xanthogranulomgruppe, die sich meist im ersten Lebensjahr ausbildet. Jungen sind etwas häufiger betroffen.

Aussehen und Verlauf: Das juvenile Xanthogranulom kann unterschiedliche Erscheinungsformen haben – die weitaus häufigste ist die knotige Form. Hierbei finden sich ein Einzelherd oder eine geringe Anzahl derber, orange-bräunlicher, einzeln stehender Knoten von etwa 1-2 cm Größe. Die Knoten sind am häufigsten im Gesicht und am Hals, seltener am Rumpf und an den Gliedmaßen zu sehen. Sie sind symptomlos. Äußerst selten können auch die Augen oder innere Organe diese Knoten aufweisen. Die Hauterscheinungen entstehen spontan meist im ersten Lebensjahr und bilden sich in den darauffolgenden Jahren von selbst wieder zurück.

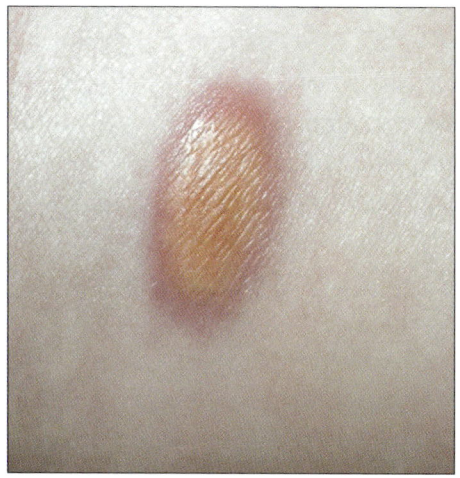

Juveniles Xanthogranulom

Bei Kindern mit juvenilen Xanthogranulomen und mehreren Café-au-lait-Flecken sollte eine Leukämie anhand regelmäßiger Blutkontrollen ausgeschlossen werden!

Behandlung: Aufgrund der hohen Spontanheilungsrate ist eine Therapie eigentlich nicht erforderlich! Ein Einzelherd kann entfernt werden, sofern das Aussehen des Kindes dadurch stark beeinträchtigt ist.

Pilomatrixom

Das Pilomatrixom ist eine gutartige, häufige Hautwucherung im Kindesalter. Es wird meist bei Kindern zwischen 3 und 8 Jahren gefunden, bei Mädchen etwas häufiger.

Aussehen und Verlauf: Der meist einzeln stehende, leicht bläulich erscheinende, steinharte Knoten ist vollständig von normaler Haut überzogen. Am häufigsten tritt er im Kopf- und Halsbereich in Erscheinung. Er besteht meist dauerhaft.

Ursache: zugrunde liegt eine nicht vererbte Genmutation.

Behandlung: Da er bis zu 3 cm groß werden kann, wird auf lange Sicht eine chirurgische Entfernung in örtlicher Betäubung empfohlen.

Mollusca contagiosa (Dellwarzen)

Von Dellwarzen sind meist Kinder im Kleinkind- und Schulalter betroffen. Die Infektion erfolgt als Schmierinfektion über direkten Hautkontakt. Eine Ansteckung über Wasser in warmen Schwimmbädern wird auch vermutet. Die Zeit zwischen Infektion und Auftreten der Dellwarzen (Inkubationszeit) beträgt ca. zwei Wochen bis zwei Monate.

Aussehen und Verlauf: Dellwarzen sind kleine (2-5 mm) hautfarbene bis hellrote, leicht glänzende Papeln mit einer kleine Delle in der Mitte. Sie werden häufig im Bereich der Achseln, der Leisten, inneren Oberschenkel, an den Flanken sowie im Gesicht beobachtet.

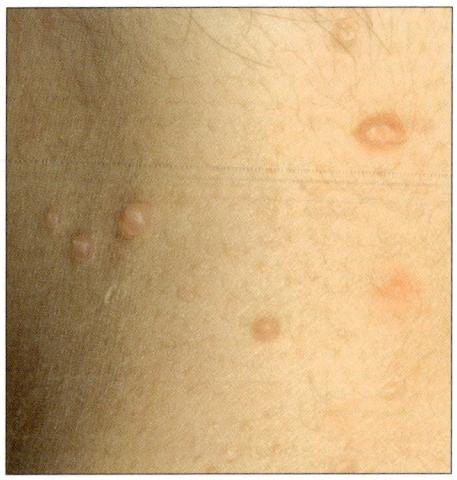

Mollusca contagiosa

Durch Reibung können die Dellwarzen gereizt und entzündet werden. Bei gesunden Kindern heilen die Dellwarzen meist nach einigen Monaten wieder von selbst ab. Da sich die Kinder durch Aufkratzen der Herde wieder an ihren eigenen Dellwarzen anstecken können (Autoinokulation), werden nicht selten lange Verläufe von 1-2 Jahren beobachtet.

Ursache: Die Infektion erfolgt über einen DNA-Virus aus der Pockenviren-Familie. Kinder mit sehr trockener Haut (z. B. im Rahmen einer Neurodermitis) scheinen für Dellwarzen besonders empfänglich.

Behandlung: Trotz der Spontanheilungsrate sollte bei sehr langem Verlauf oder beim Auftreten vieler Dellwarzen eine Therapie begonnen werden:

Die virushaltigen Köpfchen der Dellwarzen werden nach dem Einwirken einer schmerzlindernden Creme mit Hilfe eines scharfen Löffels oder einer kleinen Ringkürette vom Haut- oder Kinderarzt entfernt. Kleinen oder sehr ängstlichen Kindern kann vorher ein Schlafsaft gegeben werden. Nur bei sehr ausgeprägtem Befall wird manchmal die Behandlung in Vollnarkose eingeleitet.

Alternativ ist bei normalem Befall die häusliche Anwendung von Kaliumhydroxid-Lösung möglich. Diese Tinktur löst am Molluscum eine örtliche Entzündungsreaktion aus, die die Abheilung beschleunigen kann.

Begleitend sollte immer eine konsequente Rückfettung der Haut erfolgen, um eine weitere Ausbreitung der Dellwarzen zu minimieren.

Epidermale Zysten

Diese harmlosen Hautknoten treten im Neugeborenen- oder Säuglingsalter oder in der Pubertät auf.

Aussehen und Verlauf: Die Zysten sind hautfarbene, kuppelförmige, prall-elastische Knoten, die sich unter der Haut gut verschieben lassen. Mittig sieht man meist ein kleines Loch, die Pore. Epidermale Zysten enthalten Hornmaterial. Bei Säuglingen werden sie oft im Kopfbereich, bei Jugendlichen eher an Händen und Füßen diagnostiziert. Zysten können zerreißen und das entleerte Material kann eine sogenannte Fremdkörperreaktion hervorrufen.

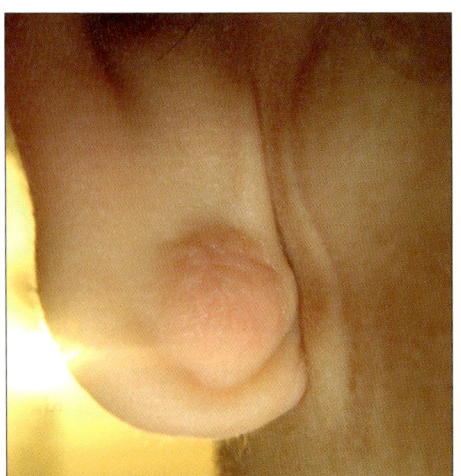

Epidermale Zyste

Ursache: Sie entstehen durch versprengte Zellen der Oberhaut in die Unterhaut. Dies kann eine Fehlveranlagung von Geburt an sein oder im Jugendalter nach Verletzungen auftreten.

Trichilemmalzysten (Atherom, Grützbeutel)

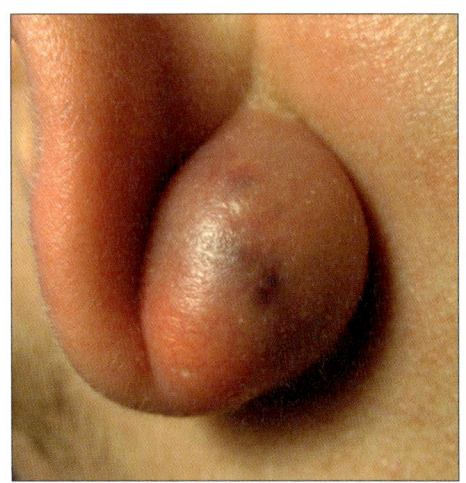

Trichilemmalzyste (Erwachsenenbild)

Atherome sind ebenfalls gutartige, symptomlose, Hautknoten, die bei 5-10% der Menschen zu finden sind. Sie bilden sich oft erst im Jugendalter, Mädchen sind häufiger betroffen.

Aussehen und Verlauf: Diese hautfarbenen, prall-elastischen Knoten besitzen keine zentrale Pore. Der Großteil der

Atherome befindet sich auf der Kofhaut, seltener an Hals, Gesicht oder Hodensack.

Ursache: Sie entstehen aus Zellen der äußeren Haarwurzelscheide.

Behandlung: Im Normalfall ist bei beiden Zystenformen keine Therapie erforderlich. An Druckstellen oder aus kosmetischer Sicht können die Zysten ab dem Kleinkindalter in Lokalanästhesie mitsamt der Kapsel entfernt werden.

Lipom

Das Lipom ist eine gutartige Wucherung von Fettgewebe, die meist erst in der Pubertät auftritt.

Symptome: Lipome bilden sich ausgehend vom Unterhautfettgewebe und sie sind erkennbar als hautfarbene, bei Druck weiche, elastische Knoten. Sie können einzeln oder zu mehreren an Armen, Nacken, Rücken, Bauch und Oberschenkel auftreten. Selten können sie auch schmerzen.

Ursache: Die Ursache ist noch nicht geklärt.

Behandlung: Es ist eigentlich keine Therapie erforderlich. Sollten sie aufgrund einer ungünstigen Lage zu Druckschmerz führen oder als kosmetisch störend emp-

funden werden, kann eine operative Entfernung in Lokalanästhesie erwogen werden.

Nävus sebaceus

Der Nävus sebaceus ist ein primär gutartiger Hautknoten. Er besteht meist seit der Geburt.

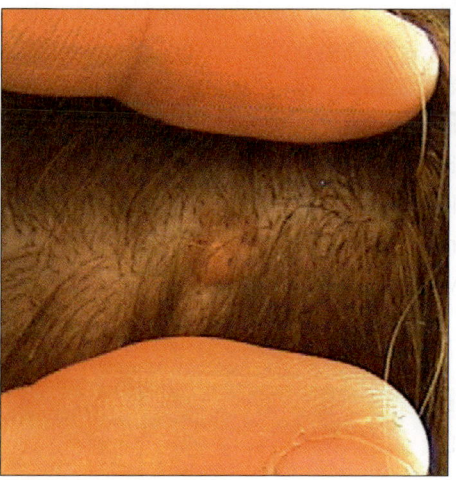

Nävus sebaceus

Symptome und Verlauf: Der Nävus sebaceus ist meist ein Einzelherd. Er tritt im Gesicht oder am behaarten Kopf auf. Zuerst ist nur ein kleiner, haarloser Herd zu sehen. Aufgrund der Stimulation von Talgdrüsen nach der Geburt entwickelt sich ein hellrosa bis orangefarbener erhabener, elastischer Plaque oder Knoten mit orangenhautartiger Oberfläche. Im weiteren Verlauf kann der Herd flacher werden. In der Pubertät kommt es zu erneutem Wachstum. Bei Erwachsenen können sich gelegentlich gutartige Hauttumore auf dem Nävus sebaceus entwickeln. Die Entstehung eines Basalioms ist deutlich seltener.

Ursache: zugrunde liegt eine gutartige Wucherung von Talgdrüsenläppchen und unreifen Haarfollikeln.

Behandlung: Eine operative Entfernung in örtlicher Betäubung ist bis zum jungen Erwachsenenalter anzustreben. Alternativ können regelmäßige Kontrollen im Rahmen der Hautkrebsvorsorge durchgeführt werden.

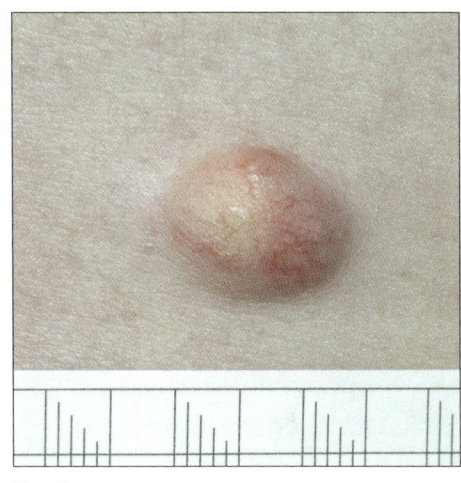
Basaliom

Basaliom

Das Basaliom ist ein im Kindesalter sehr seltener, halbbösartiger Hauttumor. Er kommt meistens in Kombination mit dem Basalzellnävussyndrom oder einer Xeroderma pigmentosa vor.

Symptome: Auf dem hautfarbenen, perlmuttartigen Knoten sind deutlich kleine rote Gefäßzeichnungen zu sehen. Er bildet sich meist an Stellen, die der Sonne ausgesetzt waren (Gesicht, Oberkörper).

Ursache: Hauptursache ist die ungeschützte, übermäßige Bestrahlung mit UV-Licht.

Behandlung: Bei klinischem Verdacht sollten immer eine chirurgische Entfernung und die feingewebliche (histologische) Untersuchung erfolgen.

Skabies (Krätze)

Die Krätze ist eine Epizoonose. So heißen Krankheiten, die durch Parasiten ausgelöst werden. Die Krätzmilbe wird durch engen Körperkontakt (Stillen, körperbetonte Sportarten) oder Schlafen in kontaminierten Betten von einem Mensch zum anderen übertragen. Die Inkubationszeit beträgt 3-6 Wochen.

Aussehen und Verlauf: Leitsymptom ist der nächtliche Juckreiz. Auf der Haut entstehen gangartige, rote Papeln oft auf geröteter Umgebungshaut. Durch Aufkratzen der Herde entstehen viele Schorfkrusten, bei bakteriellem Befall auch Pusteln. Die Hauptlokalisationen der Hauterscheinungen sind die Hände (zwischen den Fingern, Handkanten), Achseln, Brustwarzen, Nabel und auch die Genitalregion. Hauterscheinungen können aber überall vorkommen. Der Verlauf kann durch bakterielle Besiedelungen kompliziert werden.

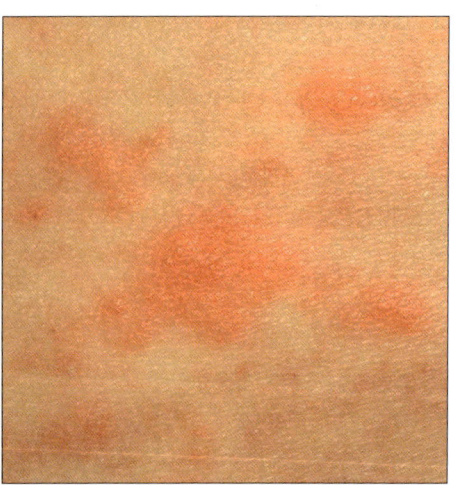

Skabies

Auslöser: Die Krätzmilbe (Sarcoptes scabiei variatio hominis) legt in der Hornschicht Gänge an, in denen sie sich weiterbewegt und ihre Eier ablegt.

Behandlung: Nach Fund einer Krätzmilbe (sie kann am Ende eines Ganges mittels einer dünnen Kanüle aus der Hornschicht gelöst werden) sollte eine Behandlung mit Permethrin eingeleitet werden. Therapiealternativen sind Benzylbenzoat oder Crotamiton. Das oft nach der Behandlung noch bestehende Ekzem (postskabiöses Ekzem) kann mit kortisonhaltigen Cremes ausbehandelt werden. Im Fall einer bakteriellen Besiedelung können desinfizierende Lotionen oder Antibiotika notwendig werden.

Direkte Kontaktpersonen müssen unbedingt mitbehandelt werden. Stofftiere und alle Sachen, zu denen enger Hautkontakt bestand (Bettwäsche, getragene Kleidung), müssen bei 60 Grad gewaschen oder in Plastiktüten luftdicht abgeschlossen 4 Tage bei Raumtemperaturen aufbewahrt werden.

Keratosis pilaris (Reibeisenhaut)

Die Keratosis pilaris ist eine harmlose, sehr häufige Hauterscheinung.

Aussehen und Verlauf: Die Haut an den Oberarm- und Oberschenkelaußenseiten, seltener am Gesäß, ist reibeisen-artig-verändert und fühlt sich rau an. Im Bereich der Haarfollikelöffnungen bilden sich derbe, weiß-gräuliche Papeln (Hornpfröpfe), die Umgebungshaut kann gerötet sein. Begleitsymptome bestehen nicht. Sie wird meist in den ersten Lebensjahren diagnostiziert, eine Symptombesserung im Jugendalter ist möglich. Die Keratosis tritt häufig im Rahmen einer Ichthyosis vulgaris (S. 138) oder einer Atopie (S. 140) auf.

Ursache: Eine genetische Ursache wird vermutet.

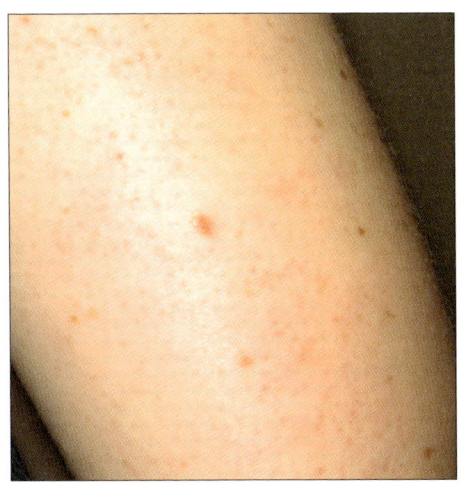

Keratosis pilaris

Behandlung: Im Vordergrund steht die regelmäßige Hautpflege, z. B. nach den ersten 2 Lebensjahren mit harnstoffhalti-gen Produkten. Später können auch leicht schälende Substanzen (Milchsäure, Vitamin-A-Säure) verwendet werden.

Verrucae vulgares (Vulgärwarzen)

Vulgärwarzen sind im Kindesalter sehr häufig, etwa jedes 3. Kind hat im Alter zwischen 4 und 12 Jahren mal mit Warzen zu tun. Die Kinder infizieren sich über direkten Kontakt mit anderen Betroffenen oder über sogenannte Schmierinfektionen (über infizierte Fußböden, Handtücher). Die Erreger können dabei durch minimale, kaum sichtbare Hautrisse in die Haut eindringen

Aussehen und Verlauf: Verrucae vulgares erkennt man an erhabenen meist hautfarbenen Papeln oder Knoten, die eine raue, zerklüftete Oberfläche haben. Oft sind kleine braun-schwarze Punkte zu sehen, die kleinsten Einblutungen oder Blutgefäßen entsprechen. Am häufigsten bilden sich Warzen im Bereich der Hände und Füße, sie können aber überall auf der Haut auftreten. Sie können als Einzelherd oder in Gruppen auftreten, seltener wird ein beetartiges Wachstum beobachtet. Im Bereich der druckbelasteten Stellen am Fuß werden die Viren durch das eigene Körpergewicht nach innen gedrückt. Man nennt sie Dornwarzen. Dort können Sie auch druckschmerzhaft sein. Vulgärwarzen heilen oft (meist nach etwa 2 Jahren) von allein wieder ab.

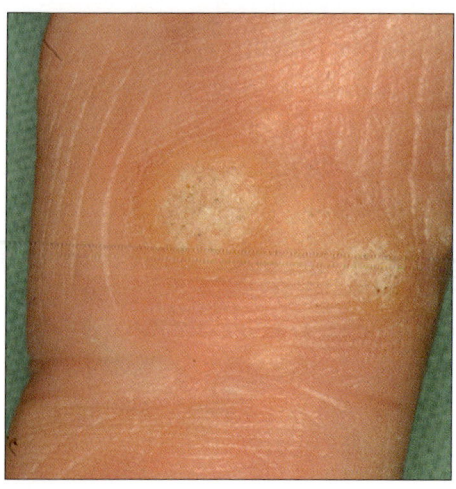

Verrucae vulgares

Ursache: Auslöser sind humane Papillomaviren (HPV) 1,2,4,7

Behandlung: Die Spontanheilungsrate von bis zu 60% ist bei der Therapieplanung zu bedenken: Zu Beginn der Therapie sollte die Abtragung der verhornten Warzenanteile erfolgen. Die Warze wird vor der Abtragung mit Salicylsäurehaltigen Pflastern oder Tinkturen aufgeweicht. Anschließend können über einige Monate spezielle Warzenmischungen in Tinkturform angewendet werden. Warzen an Händen und Füßen werden auch mittels Vereisung (Kryotherapie) mit flüssigem Stickstoff oder Laser behandelt. Diese Therapieform ist jedoch nicht schmerzfrei.

Verrucae planae (Flachwarzen)

Diese gutartigen Viruswärzchen treten vor allem im Schulkind- und Jugendalter auf. Sie werden durch direkten Kontakt oder durch Schmierinfektionen übertragen.

Aussehen und Verlauf: Die flachen, hautfarbenen, manchmal hellbräunlichen Papeln mit der matt aussehenden Oberfläche finden sich meist im Gesicht, an den Unterarmen und Handrücken. Auch Flachwarzen heilen oft spontan wieder ab.

Ursache: Erreger sind humane Papillomaviren (HPV) der Untergruppen 1,2,4

Behandlung: Eine Behandlung ist aufgrund der hohen Spontanheilungsrate nur bei sehr langem Verlauf oder bei einem kosmetisch sehr störenden Befall erforderlich. Dann können für einige Wochen Vitamin-A-Säure-haltige Cremes angewendet werden.

Anogenitale Warzen (Feigwarzen)

Feigwarzen werden bei Kindern meist durch eine Schmierinfektion mit Papillomaviren durch das Kind selbst (z. B. bei Viruswarzen an den Fingern) oder durch Kontaktpersonen (z. B. gemeinsame Badewanne) übertragen. Bei älteren Jugendlichen können sie auch durch Geschlechtsverkehr übertragen werden.

Aussehen und Verlauf: Feigwarzen zeigen sich in Form von hautfarbenen, manchmal hellbraunen oder hellroten Papeln und Knoten mit rauer, zerklüfteter Oberfläche, die einzeln oder auch beetartig angeordnet sind. Sie können auch gestielt oder blumenkohlartig wachsen. In einem Teil der Fälle wird eine Infektion überhaupt nicht wahrgenommen. Am häufigsten wachsen sie in feuchtwarmer Umgebung des Genital- und Analbereichs. Ein Großteil der anogenitalen Warzen bildet sich im Kindesalter nach 1-2 Jahren von selbst zurück.

Ursache: Feigwarzen werden durch humane Papillomaviren übertragen. Über 30 verschiedene HPV-Formen können anogenitale Warzen verursachen, am häufigsten sind die Niedrigrisikotypen HPV 6 und 11, selten die Hochrisikotypen HPV 16 und 18.

Behandlung: Aufgrund der hohen Spontanheilungsrate sollte der Beginn einer Behandlung gegen regelmäßige Befundkontrollen abgewogen werden. Zur Verfügung stehen eine örtliche Behandlung mit Imiquimod- oder Podophyllotoxin-haltigen Cremes (Off-Label-Use, da für Kinder nicht zugelassen). Größere Herde sollten mittels Elektroschlinge oder Laser (CO_2) entfernt werden. Schutz vor den beiden häufigsten zum Beispiel Gebärmutterhalskrebs auslösenden Virustypen HPV 16 und 18 bieten neue Impfstoffe. Die Ständige Impfkommission (STIKO) empfiehlt die HPV-Impfung in Deutschland für Mädchen zwischen 12 und 17 Jahren.

C: Rote Knoten und Papeln

Hämangiom (Blutschwamm)

Das Säuglingshämangiom kann bereits bei der Geburt bestehen oder sich in den ersten Lebenswochen entwickeln. Es ist eine harmlose, aber die häufigste Wucherung des Kindesalters. Bei etwa 10% der Säuglinge findet sich um den ersten Geburtstag ein Blutschwamm in unterschiedlichster Ausprägung. Frühchen und Mädchen sind häufiger betroffen.

Aussehen und Verlauf: Das Hämangiom beginnt meist als scharf begrenzter, hellroter Fleck mit vereinzelten roten Papeln. Einige Wochen nach der Geburt kann der Herd deutlich an Größe und Dicke zunehmen. Er ist zu diesem Zeitpunkt intensiv rot und von praller Konsistenz. Durch Schreien des Kindes oder bei Anstrengung kann er sichtbar anschwellen, im Ruhezustand flacht er wieder ab.

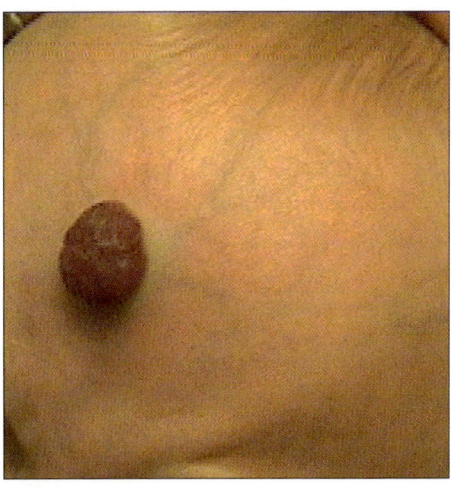

Hämangiom

Etwa um den ersten Geburtstag tritt ein Wachstumsstop des Blutschwamms ein. In den darauffolgenden 2 bis 8 Jahren (seltener bis zum Pubertätsalter) bilden sich die Hämangiome zunehmend zurück und blassen ab. Diese Veränderungen beginnen meist in der Mitte des Herdes.

In der Hälfte aller Fälle können diskrete sichtbare Überbleibsel (oberflächliche rote Gefäßzeichnungen, Narben, Hautfalten) des Hämangioms bestehen bleiben.

In der vollen Ausprägung zeigen sich die Hämangiome als intensiv-rote, scharf begrenzte Knoten mit glatter oder unruhiger Oberflächenstruktur. Sie können oberflächlich oder tief in der Haut entstehen. Die Tiefe erkennt man am Farbton des Knotens, je oberflächlicher der Blutschwamm liegt, desto heller ist sein Farbton. Einige Hämangiome haben einen oberflächlichen und einen tiefen Anteil. Sichtbar ist sozusagen nur die Spitze des Eisbergs. Am häufigsten bilden sich die Blutschwämme im Kopf- und Halsbereich, seltener am Rumpf oder an Armen und Beinen. Komplikationen ergeben sich meist nur aufgrund der ungünstigen Lage einiger Hämangiome, z. B. im Bereich der Augen, Nase, Lippen. Die Sorge vieler Eltern, dass Hämangiome plötzlich bluten könnten, wird überbewertet.

Ursache: Der Entstehungsmechanismus ist bisher nicht endgültig geklärt. Diskutiert wird eine genetische Veranlagung, die zur unkontrollierten Neuentstehung bzw. Wucherung von Gefäßzellen führt.

Behandlung: Da sich die gutartige Wucherung im Normalfall über den oben erwähnten Zeitraum zurückbildet, muss die Einleitung einer Therapie gut abgewogen und die Eltern gut über das Hämangiom informiert werden! Bei häufigen unkomplizierten, kleineren Blutschwämmen sollte stets abgewartet werden! Befindet sich das Hämangiom an einer ungünstigen Stelle oder ist die kosmetische Beeinträchtigung zu enorm, können folgende Therapieformen erwogen werden. Aufgeführt wird eine kurze Liste, alle Therapieformen sollten mit dem behandelnden Kinderarzt oder Dermatologen geplant werden:

* **Kryotherapie** (Vereisungstherapie), früher Behandlungsbeginn wichtig

* **Lasertherapie:** gepulste Farbstofflaser bei flachen, hellen Hämangiomen, Behandlungsbeginn möglichst in den ersten Lebenswochen, Argon-Laser oder Neodym-YAG-Laser bei dickeren Hämangiomen

* **Kompressionstherapie:** Anwendung z. B. in Form von Druckverbänden

* **Imiquimod-Creme** (früher Behandlungsbeginn wichtig)

* **Innerliche Therapie** z. B. mit Kortison-Präparaten oder dem ß-Blocker Propanolol (gute Therapieform, aber Off-Label-Use).

Granuloma pyogenicum

Das Granuloma ist der zweithäufigste Gefäßknoten im Kleinkindalter, er kann sich aber in jedem Lebensalter entwickeln.

Aussehen und Verlauf: Der rote, in manchen Fällen gestielte, manchmal beerenartige Knoten bildet sich sehr schnell, meist am Kopf und Hals. Arme, Rumpf und die Schleimhaut sind seltener betroffen. Er ist leicht verletzlich und kann stark bluten.

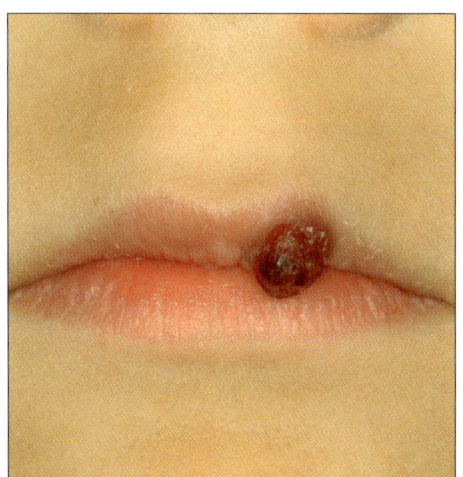

Granuloma pyogenicum

Ursache: Die meisten dieser Knoten bilden sich neu, ein Teil entwickelt sich aus einem schon bestehenden gefäßbedingten Hautfund (Feuermal, Blutschwamm) oder einer chronischen Hauterkrankung.

Selten geht eine kleine Verletzung oder eine Infektion voraus. Die endgültige Ursache der Entstehung ist noch nicht geklärt.

Behandlung: Aufgrund der Blutungstendenz sollte der Knoten in erster Linie abgetragen (kürettiert) und das den Knoten speisende Gefäß verödet werden, mittels Vereisungen oder Lasertherapien.

Dermatofibrom

Das Dermatofibrom ist ein häufiger, harmloser Hautknoten. Er kann in jedem Lebensalter entstehen.

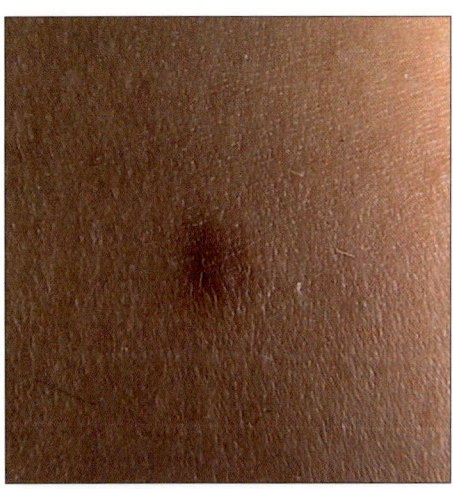

Dermatofibrom

Aussehen und Verlauf: Der hautfarbene oder rot-bräunliche, harte Knoten findet sich meistens einzeln (manchmal auch mehrere Herde) an den Beinen, seltener an Armen oder Rumpf. Drückt man auf den Knoten, so sinkt er leicht ein. Er besteht lebenslang und ist meist symptomlos. In seltenen Fällen wird er als druckschmerzhaft empfunden. Oftmals wird er mit einem Muttermal verwechselt.

Ursache: Nach kleinsten Verletzungen oder Insektenstichen kommt es durch die Entzündungsreaktion zu Vermehrung von Bindegewebszellen und Histiozyten.

Behandlung: Eine operative Entfernung erfolgt nur auf Wunsch des Patienten bei Druckschmerzhaftigkeit oder aus kosmetischen Gründen.

Gianotti-Crosti-Syndrom

Es handelt sich um eine gutartige, nicht ansteckende Hauterkrankung des Kleinkindalters.

Aussehen und Verlauf: Vor Beginn der Hauterscheinungen besteht meist ein allgemeiner Infekt, oft der oberen Luftwege. Die gleichförmigen roten Papeln oder Papulovesikel zeigen sich typischerweise symmetrisch an den Wangen, den Streckseiten von Armen und Beinen sowie in der Gesäßregion. Der Allgemeinzustand des Kindes ist ganz normal, leichter Juckreiz und Lymphknoten-schwellungen sind eher selten. Die Krankheitsdauer kann sich über mehrere Monate hinziehen.

Ursache: Das Gianotti-Crosti-Syndrom wird im Rahmen von unterschiedlichen viralen Infekten oder auch Impfungen beobachtet, man nennt es daher para-infektiös.

Behandlung: Juckreizlinderung durch Lotionen (Lotio alba) oder Antihistaminika. Sonst ist keine weitere Therapie erforderlich.

Hierzu zählen Infekte, Stress oder mechanische Reizung. Auch eine Zuckerkrankheit wird als Trigger diskutiert.

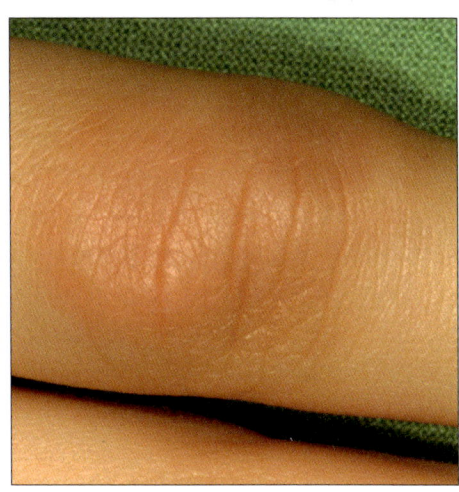

Granuloma anulare

Granuloma anulare

Das Granuloma anulare ist eine harmlose, relativ häufige, selbstheilende Hauterkrankung im Kindesalter, die oft im Vorschul- und Grundschulalter vorkommt.

Aussehen und Verlauf: Typisch sind ringförmig angeordnete, eng aneinander-stehende, rötlich-braune oder hautfarbene Papeln. Die Herde sind völlig symptomlos und vergrößern sich zentrifugal. In den meisten Fällen heilen die Hauterscheinungen nach 1-2 Jahren von allein wieder ab.

Ursache: Die Ursache ist bisher unbekannt. Einige Faktoren scheinen die Hauterscheinungen jedoch zu triggern.

Behandlung: Aufgrund der hohen Selbstheilungsrate ist eine Therapie eigentlich nicht erforderlich. Bei sehr unschönen Herden können die Vereisungstherapie (Kryotherapie) und der Einsatz von kortisonhaltigen Salben versucht werden.

Lichen ruber

Der Lichen ruber ist eine gutartige, meist selbstheilende papulöse Hauterkrankung. Sie ist im Kindesalter eher selten, ca. 2-3% aller Lichen ruber Fälle sind Kinder.

Aussehen und Verlauf: Typisch sind die flachen, livid-roten, polygonalen Papeln mit einer feinen, netzartigen Zeichnung (Wickham-Streifung). Sie treten vornehmlich an den Unterarmstreckseiten und in der Steißbeinregion auf und sind von ausgeprägtem Juckreiz begleitet. Die Wickham-Streifung findet sich bei einem Drittel der Patienten auch im Bereich der Mundschleimhaut. Bei Kindern wird auch ein Mitbefall der Nägel (sie werden dünner und gehen kaputt) beobachtet. Eine spontane Abheilung wird meist nach einigen Monaten beobachtet.

Ursache: Die Ursache ist bisher ungeklärt. Eine gewisse genetische Veranlagung wird vermutet. Als auslösende Faktoren (Trigger-Faktoren) gelten Infektionen (z. B. Hepatitis B, C) aber auch Stress.

Behandlung: Ausreichend sind meist kortisonhaltige Cremes und Salben. In schweren Fällen können innerliche Kortisonpräparate oder ein Immunsuppressivum (Ciclosporin A) erwogen werden.

Polymorphe Lichtdermatose

Die polymorphe Lichdermatose ist eine gutartige, sehr häufige UV-Licht-bedingte Hauterkrankung. Sie wird hauptsächlich im Schulalter und der Pubertät beobachtet. Mädchen scheinen etwas häufiger betroffen zu sein.

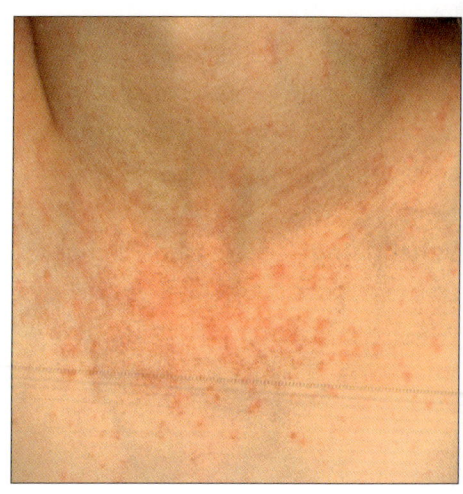

Polymorphe Lichtdermatose

Aussehen und Verlauf: Die Hauterscheinungen treten mit einigen Stunden bis ca. 3 Tagen Verzögerung nach vorausgegangener UV-Licht-Bestrahlung an den der Sonne ausgesetzten Hautarealen auf. Meist sind daher Gesicht, Ohren, Hals, Dekolleté und die Arme betroffen. Die Hauterscheinungen sind sehr gleichförmig, können aber von Patient zu Patient sehr unterschiedlich sein. So kommen entweder kleine Papeln, Plaques oder Bläschen vor. Meist werden sie von deutlichem Juckreiz begleitet. Die Hauterscheinungen klingen nach einigen

Tagen ab, wenn die Sonne gemieden wird. Die Ausprägung des Hautbefundes nimmt im Frühjahr zunehmend ab, was für eine Art Gewöhnungseffekt spricht.

Ursache: Die genaue Ursache ist bisher unbekannt, eine genetische Veranlagung wird diskutiert. Auslöser ist meist UV-A, seltener UV-B.

Behandlung: Juckreizlindernde, kühlende Lotionen sowie kortisonhaltige Lotionen können die Hauterscheinungen und den Juckreiz mildern. Tabletten mit Beta-Carotin, Folsäure oder Nicotinamid können als Prophylaxe versucht werden. Konsequenter Lichtschutz mit einem Breitbandspektrum ist jedoch die beste Prophylaxe. In sehr ausgeprägten Fällen, kann ab dem 12. Lebensjahr eine Gewöhnung an das UV-Licht (Light Hardening) mit UV-A-Bestrahlungen erwogen werden.

Handschuh-Socken-Syndrom

Das Handschuh-Socken-Syndrom ist eine relativ häufige, virusbedingte Hauterkrankung. Sie betrifft vor allem Mädchen in der Pubertät und junge Frauen. Die Inkubationszeit beträgt 5-10 Tage.

Aussehen und Verlauf: An Händen und Füßen finden sich im Handschuh- und Socken-Bereich Schwellungen, Rötungen, rötliche Papeln und kleine Einblutungen. Es bestehen brennende und juckende Missempfindungen sowie leichtes Fieber, Gelenkbeteiligungen und Lymphknotenschwellungen. Mundschleimhautbeteiligung ist möglich. Die Symptome bilden sich nach 2-3 Wochen wieder zurück.

Ursache: meist Parvovirus B 19, seltener andere Viren (Humanes Herpesvirus-6, CMV)

Behandlung: Juckreizstillende und schmerzlindernde Medikamente. Eine spezifische Therapie ist nicht erforderlich.

Keloid (Narbengeschwulst)

Keloide sind gutartige Wucherungen im Bereich von Narben. Dunkelhäutige Menschen neigen vermehrt zur Keloidbildung. Bei uns werden Narbengeschwülste meist ab der Pubertät bis zum jungen Erwachsenenalter beobachtet. Mädchen sind häufiger betroffen.

Aussehen und Verlauf: Narbengeschwülste bilden sich mit einer deutlichen Zeitverzögerung nach Ausbildung der eigentlichen Narbe oder können spontan entstehen. Ein Wachstum über einen längeren Zeitraum wird beobachtet. Über die Größe der eigentlichen Narbe hinaus bilden sich rötliche, derbe Knoten mit glatter Oberfläche. Begleitend können starker Juckreiz und/oder Gefühlsstörungen in diesem Bereich auftreten. Eine spontane Rückbildung ist eher selten.

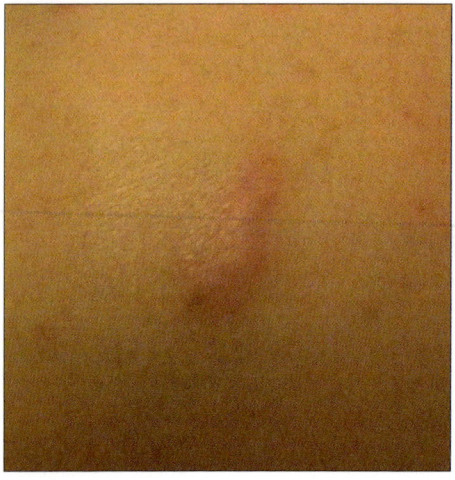

Keloid

Ursache: Eine genetische Veranlagung wird diskutiert.

Behandlung: Neben der Kompression durch kontinuierlichen Druck auf das Narbengewebe (mittels Druckbandagen oder spezieller Anzüge) stehen die Vereisungstherapie (Kryotherapie) mit flüssigem 180° kaltem Stickstoff sowie Injektion von kortisonhaltigen Lösungen in das Narbengewebe zur Verfügung.

D: Dunkle Knoten

pigmentierter Spitz Nävus

Der Spitz Nävus ist eine gutartige Sonderform des Nävuszellnävus. Er ist optisch schwer von einem schwarzen Hautkrebs zu unterscheiden. Er wird deshalb auch Pseudomelanom genannt.

Aussehen und Verlauf: Der Spitz Nävus findet sich im Kindesalter meist an Armen und Beinen sowie im Gesicht als rötlich-brauner, scharf begrenzter Knoten. In seltenen Fällen kann er auch dunkel pigmentiert sein. Größenwachstum ist möglich.

Behandlung: Um ein seltenes kindliches Melanom sicher auszuschließen, sollte der Spitz Nävus operativ entfernt und feingeweblich untersucht werden.

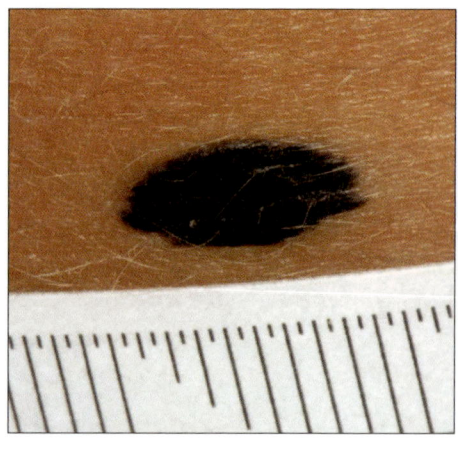

pigmentierter Spitz Nävus

3. Blasige Hautveränderungen

A: Kleinblasige (vesikulöse) Hautveränderungen

Dyshidrosiformes Ekzem

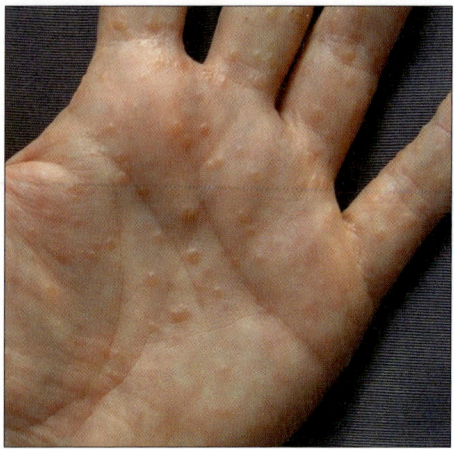

Dyshidrosiformes Ekzem

Es handelt sich um eine relativ häufige Ekzemvariante, die meist bei älteren Schulkindern auftritt und häufiger bei Neurodermitikern vorkommt.

Aussehen und Verlauf: Die kleinen, sagokornartigen Bläschen und Pusteln bilden sich meist akut an den Händen (Handkanten, Streckseiten der Finger), seltener an den Füßen. Die Hauterscheinungen jucken meist sehr stark. Der Verlauf kann chronisch werden.

Ursache: Sie ist bisher nicht eindeutig geklärt. Einige Patienten berichten über mäßiges Schwitzen im Bereich der Hand- und Fußflächen oder eine Allergieneigung (Atopie).

Behandlung: Es sollten regelmäßig austrocknende Hand- oder Fußbäder durchgeführt werden. Anschließend werden kortisonhaltige Cremes verwendet. Bei ausgeprägtem Juckreiz können zusätzlich Antihistaminika eingenommen werden.

Varizellen (Windpocken)

Die Windpocken sind eine häufige, hochansteckende Virusinfektion. Betroffen sind meist Klein- und Schulkinder. Ca. 95% aller Erwachsenen hatten bemerkt oder unbemerkt eine Windpockeninfektion. Der Zeitraum zwischen Infektion und Ausbruch der Erkrankung beträgt ca. 10-28 Tage. Ansteckungsgefahr besteht 2 Tage vor bis 5-7 Tage nach Beginn des Ausschlags. Die ständige Impfkommission (STIKO) empfiehlt die Varizellen-Lebendimpfung ab dem 12. Lebensmonat.

Aussehen und Verlauf: Nach einem kurzen Vorstadium mit Unwohlsein und evtl. leichtem Fieber beginnt der Ausschlag meist im Stirn/Kopfbereich und wandert von dort aus nach unten. Typisch ist, dass auch die behaarte Kopfhaut und die Mundschleimhaut mitbefallen sein können. Der Ausschlag besteht aus kleinen Bläschen, Pusteln und schon verkrusteten Herden. Da immer wieder neue Bläschen neben bereits abheilenden Stellen aufschießen können, zeigt sich ein typisches buntes Bild unterschiedlicher Hauterscheinungen (Heubner-Sternenkarte). Begleitsymptom ist starker Juckreiz.

Im Rahmen einer Windpockeninfektion, Superinfektion, können Komplikationen auftreten. Neben häufig beobachteten Narben und bakteriellen Superinfektionen können selten Komplikationen des Nervensystems (z. B. Gehirnhautentzündung), der inneren Organe (z. B. Lungenentzündung, Leberentzündung), der Blutgerinnung (Thrombozytopenie) oder der Gelenke (Gelenkentzündungen) auftreten. Kontakt zu Schwangeren und Neugeborenen sollte aufgrund der Gefahr von Missbildungen während der Schwangerschaft (falls die Mutter keine Antikörper hat) und einer lebensgefährlichen Varizelleninfektion des Neugeborenen (bei Infektion der Mutter 2 Tage vor bis 5 Tage nach der Entbindung) streng vermieden werden.

Ursache: Erreger ist das Varizella-Zoster-Virus.

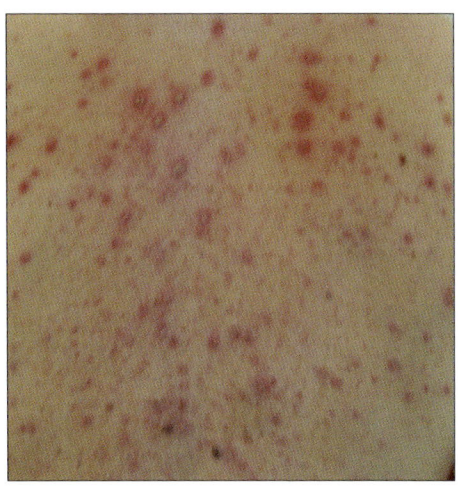

Varizellen

Behandlung: Bei gesunden Kindern und normalem Verlauf ist eine innerliche Therapie gegen das Virus nicht erforderlich. Bei Säuglingen, Jugendlichen über 16 Jahren und immungeschwächten Kindern wird eine Aciclovir-Therapie in Form von Tabletten oder Infusionen angeraten. Begleitend wird eine juckreizstillende, antientzündliche Therapie der Hauterscheinungen empfohlen.

Herpes simplex

Der Herpes simplex ist ein häufiges, gutartiges Erscheinungsbild des Herpes simplex-Virus. Die Übertragung erfolgt über Speichel und Schmierinfektion. Die meisten Menschen hatten schon mal Kontakt zu Herpesviren.

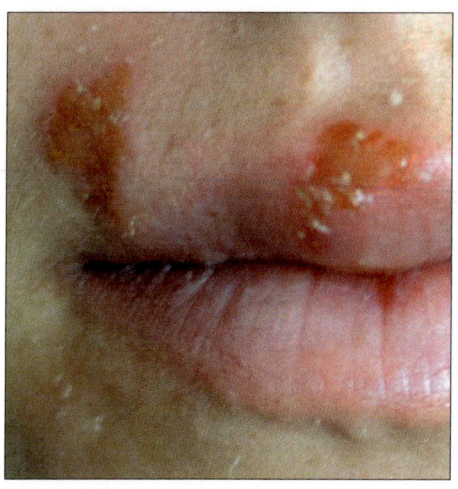

Herpes simplex

Aussehen und Verlauf: Die in Gruppen angeordneten kleinen Bläschen und Pustel stehen oft auf gerötetem Grund. Am häufigsten wird der Herpes im Bereich der Mund- und Genitalschleimhaut sowie im Bereich der Finger diagnostiziert. Die Infektion heilt von selbst wieder ab, kann jedoch immer wieder ausgelöst werden.

Ursache: Erreger sind die Herpesviren HSV-1 beim Herpes simplex sowie HSV-2 beim Genitalherpes. Auslöser eines erneuten Ausbruchs der Hauterscheinungen können z. B. fieberhafte Infekte, massive Sonneneinstrahlung beim Skifahren oder auch hormonelle Faktoren (bei Mädchen nicht selten Ausbruch kurz vor Beginn der Periode) sein.

Behandlung: Im Normalfall ist keine innerliche Therapie notwendig. Austrocknende Lotionen zum Aufpinseln können sich günstig auf die Abheilung auswirken.

Herpes Zoster (Gürtelrose)

Die Gürtelrose ist im Kindesalter eher selten (ca. jedes 1000. Kind), bei abwehrgeschwächten Kindern wird sie jedoch viel häufiger (ca. 9%) beobachtet.

Aussehen und Verlauf: Die einseitig entlang eines Hautsegmentes (Dermatom) angeordneten Bläschen, Papeln und Flecken finden sich bei Kindern unter 10 Jahren meist im Oberkörperbereich. Bei älteren Kindern betrifft der Zoster auch Dermatome des Kopfes. Dem Ausbruch der typischen Hauterscheinungen können Allgemeinerscheinungen wie leichtes Fieber, Kopfweh oder unklare Lymphknotenvergrößerungen vorausgehen. Im Gegensatz zum Verlauf der Gürtelrose bei Erwachsenen stehen bei

Kindern nicht Schmerzen, sondern starker Juckreiz im Vordergrund.

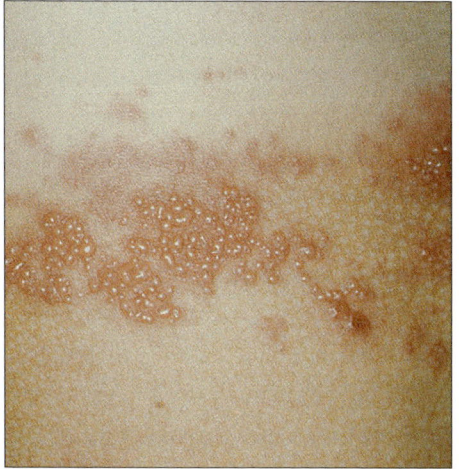

Herpes Zoster

Ursache: Auslöser sind Windpockenviren (Varizella-Zoster-Virus, VZV), die nach einer vorausgegangenen Windpockenerkrankung lebenslang im Körper bleiben und in Form einer Gürtelrose reaktiviert werden können.

Behandlung: Bei gesunden Kindern bis zur Pubertät und normalem Verlauf der Gürtelrose ist keine antivirale Therapie erforderlich. Immungeschwächte Kinder sollten jedoch immer eine Therapie mit Aciclovir in Tablettenform oder als Infusion bekommen. Der Juckreiz der Hauterscheinungen kann mit juckreizlindernden Lotionen abgeschwächt werden.

Hand-Fuß-Mund-Erkrankung

Es handelt sich um eine häufige, virusbedingte Hauterkrankung. Da sie sehr ansteckend ist, sind oft weitere Familienmitglieder betroffen. Die Inkubationszeit beträgt 3-5 Tage. Am häufigsten wird die Erkrankung in den Sommer- und Herbstmonaten diagnostiziert.

Aussehen und Verlauf: Den Hauterscheinungen gehen 2-4 Tage mit leichtem Fieber, Appetitlosigkeit sowie Hals- und Bauchschmerzen voraus. Danach bilden sich im Mund kleine Bläschen auf gerötetem Grund. Wenn sie platzen, hinterlassen sie schmerzhafte, offene Schleimhautstellen. An Händen und Füßen entwickeln sich ebenfalls gräuliche Bläschen.

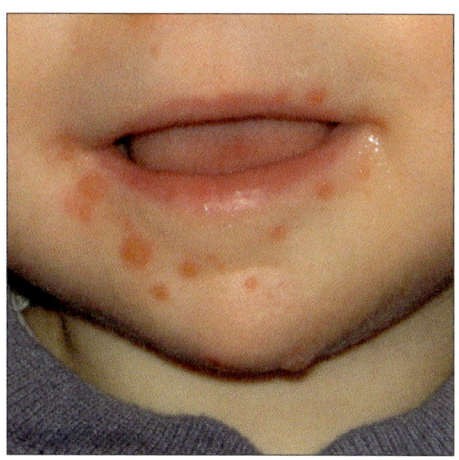

Hand-Fuß-Mund-Erkrankung

Ursache: meist Coxsackie-Virus A16, seltener andere Coxsackie-Viren und Enterovirus 71

Behandlung: Da Kinder aufgrund der schmerzhaften Schleimhautstellen im Mund manchmal die Nahrungs- und Flüssigkeitsaufnahme verweigern, sollten bei Bedarf schmerzstillende Lösungen oder Lutschtabletten verabreicht werden. Eine weitere spezifische Therapie ist nicht erforderlich.

B: Großblasige (bullöse) Hautveränderungen

Lineare IgA-Dermatose

Sie ist die häufigste blasenbildende Autoimmunerkrankung im Kindesalter. Meist sind Kinder im Kleinkind- und Vorschulalter betroffen.

Aussehen und Verlauf: Die perlenkettenartig aneinandergereihten prallen Blasen und Bläschen bilden sich meist am Rand von unregelmäßigen, flächigen Rötungen oder Plaques. Es besteht leichter Juckreiz. Die typischen Hauterscheinungen bilden sich vornehmlich im Gesicht, am Unterbauch, in der Anogenitalregion sowie an den Gesäßbacken. Eine Schleimhautbeteiligung z. B. im Mund ist möglich.

Ursache: Bei der Autoimmunerkrankung werden IgA-Antikörper gegen spezielle Hautproteine (LAD-1, LAD-97) gebildet. Die lineare IgA-Dermatose wird manchmal im Rahmen von Infektionen, chronisch-entzündlichen Darmerkrankungen oder der Einnahme von Medikamenten (Schmerzmittel, Vancomycin, Lithium) beobachtet.

Behandlung: Mittel der ersten Wahl ist das Medikament Dapson. Der Gabe dieses Medikamentes muss eine Blutentnahme vorausgehen, im Verlauf müssen die Blutwerte alle 2-3 Wochen kontrolliert werden. In schweren Fällen können zusätzlich Kortisontabletten erwogen werden.

Impetigo contagiosa

Die Impetigo contagiosa ist die häufigste bakterielle Hauterkrankung im Kindesalter. Die Zeitspanne zwischen Infektion und Ausbruch der Hauterscheinungen (Inkubationszeit) beträgt 1-3 Tage.

Ursache: Die schlaffen Blasen und Pusteln stehen auf gerötetem Untergrund und können leicht platzen. In Folge bilden sich die typischen, teils nässenden, honiggelben Krusten aus. Am häufigsten finden sich die Hauterscheinungen im

Gesicht und an Hautstellen, wo Haut an Haut liegt (Hals, Leisten, Achseln). Eine weitere Ausbreitung über die Haut ist möglich.

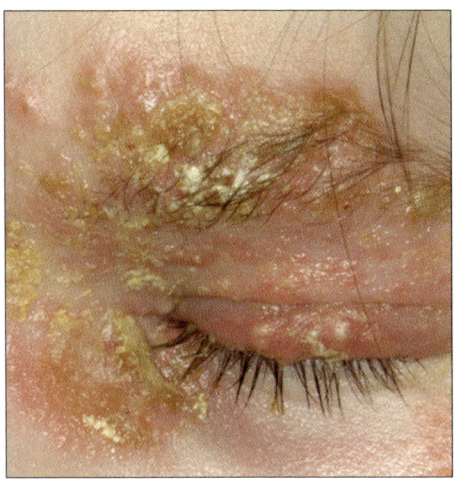

Impetigo contagiosa

Ursache: Erreger ist meist das Bakterium Staph. aureus, seltener sind es ß-hämolysierende Streptokokken der Gruppe A.

Behandlung: Bestehen nur kleine, vereinzelte Herde, können desinfizierende Lösungen und ggf. antibiotikahaltige Cremes eingesetzt werden. Bei großflächigem Befund sollten Antibiotika eingesetzt werden, die gegen Staphylokokken und Streptokokken wirksam sind, beispielsweise Cephalosporine der 1. Generation.

Phototoxische Dermatitis (Wiesengräserdermatitis)

Die Photoxische Dermatitis ist eine häufige Hautreaktion, die durch den Kontakt mit bestimmten Stoffen und anschließender UV-Bestrahlung entsteht. Sie kann in jedem Lebensalter auftreten.

Aussehen und Verlauf: Die Hauterscheinungen bilden sich ca. 6-20 Stunden nach Kontakt mit einem Stoff aus, der die Haut extrem lichtempfindlich macht. Da der Hautbefund nur auf die Kontaktstellen beschränkt ist, entstehen Rötungen in unterschiedlichsten, teils bizarren Formen. Es können auch Bläschen oder große Blasen entstehen. Das betroffene Areal brennt stark. Nach einigen Tagen kommt es zur Abheilung, nicht selten bleibt eine vermehrte Pigmentierung übrig.

Ursache: Bei Kindern sind die häufigsten Auslöser Pflanzeninhaltsstoffe (Riesenbärenklau, Sellerie, Scharfgarbe und viele andere). Desweiteren zählen einige Duftstoffe, Konservierungsmittel aber auch chemische Inhaltsstoffe in Lichtschutzprodukten sowie Medikamente zu sog. Lichtsensibilisatoren.

Behandlung: An erster Stelle steht das Meiden des vermuteten Auslösers. Zur Lokalbehandlung werden feuchte Umschläge mit kortisonhaltigen Lotionen oder desinfizierenden Lösungen empfohlen. Anschließend sollte konsequenter Lichtschutz erfolgen.

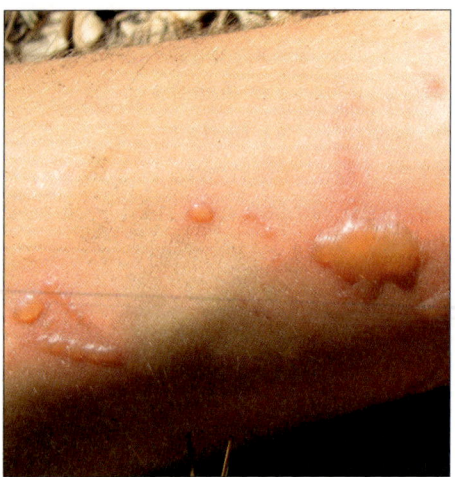

Phototoxische Dermatitis

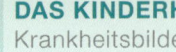
4. Pustulöse Hautveränderungen

Acne neonatorum (Neugeborenenakne)

Die Neugegeborenenakne ist eine häufige, gutartige Hauterkrankung. Sie tritt meist kurz nach der Entbindung auf und ist nur von vorübergehender Dauer. Bis zu 20% der Neugeborenen sind betroffen.

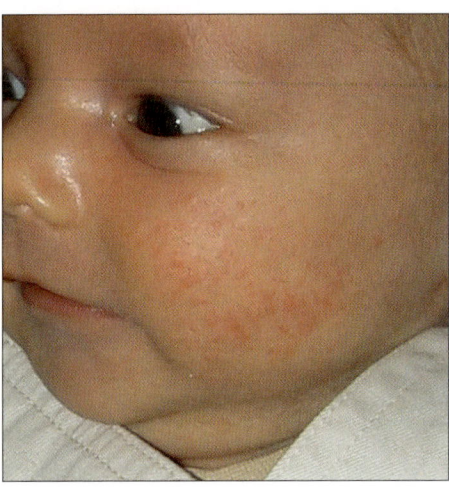

Acne neonatorum

Aussehen und Verlauf: Die rötlichen Papeln, Komedonen und Pusteln finden sich hauptsächlich im Gesicht, seltener am Hals und Nacken der Neugeborenen. Die Hauterscheinungen sind völlig symptomlos.

Ursache: Vermutlich entstehen die akn7e-ähnlichen Hauterscheinungen durch die mütterlichen Hormone (Androgene), die über den Mutterkuchen oder das Stillen zugeführt werden. Im Normalfall heilt die Neugeborenenakne narbenlos spätestens nach einem halben Jahr ab. Die Pusteln entstehen durch die Besiedlung mit dem Hefepilz Pityrosporum ovale.

Behandlung: Normalerweise bildet sich die Neugeborenenakne nach 3-6 Monaten von selbst zurück. Durch fälschlicherweise verwendete Babycremes kann eine Verschlechterung herbeigeführt werden. Bei ausgeprägtem Befall mit Pustelbildung kann ein Ciclopirox-haltiges Gel zur Behandlung des Hefepilzes eingesetzt werden.

Follikulitis (oberflächliche Entzündung der Haarfollikel)

Die Follikulitis ist eine harmlose, bakteriellbedingte Hauterscheinung, die in jedem Lebensalter vorkommen kann.

Aussehen und Verlauf: Die punktförmigen Pusteln mit kleinem roten Hof finden sich am häufigsten im Gesicht (später auch im Bartbereich), an den Gesäßbacken und an den Oberschenkeln.

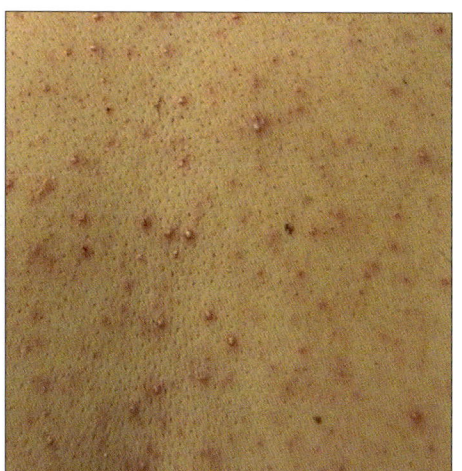

Follikulitis

Ursache: Erreger ist meist das Bakterium Staph. aureus, seltener S. pyogenes. Schwülwarmes Klima, kleine Verletzungen, beispielsweise durch das Rasieren, aber auch verminderte Belüftung (z. B. durch zu enge Kleidung, Verbände, Salben) können Haarfollikelentzündungen begünstigen.

Behandlung: Es sollte für ausreichende Belüftung gesorgt werden. Desinfizierende Farbstofftinkturen oder andere desinfizierende Lotionen reichen zur Behandlung meist aus. Bei ausgedehntem Befall kann eine Antibiotikatherapie notwendig werden.

Psoriasis und pustulöse Psoriasis (Schuppenflechte)

Die Schuppenflechte ist eine erblich bedingte, meist harmlose, aber chronische Hautkrankheit. Sie ist nach der atopischen Dermatitis die zweithäufigste chronische Hautkrankheit im Kindes- und Jugendalter. Bei etwa 14% aller Schuppenflechtepatienten zeigten sich die ersten Hauterscheinungen vor der Pubertät.

Symptome und Verlauf: Die typischen Hautveränderungen sind rote, scharf begrenzte Plaques mit weißlich-silberner, grober, festhaftender Schuppung. Diese treten vornehmlich im Bereich der Ellenbogen und Knie, Ohrmuscheln, Nabelregion und Genitalbereich (Windelpsoriasis) auf. Häufig sind auch die Kopfhaut (v. a. Haaransatz) und Nägel (Nagelgrübchen, gelbliche Flecken) mitbeteiligt. Durch Kratzen freier Hautstellen können dort nach Wochen neue Psoriasisherde entstehen (Köbner-Phänomen).

Eine Sonderform ist die Psoriasis pustulosa bei der es zusätzlich zum Auftreten gelblicher, steriler Pusteln auf den geröteten, schuppenden Herden kommt.

Als Komplikationen treten der Befall von 90% der Haut (Erythrodermie) oder die Psoriasis-Arthritis (Gelenkentzündungen) auf, beide Komplikationen sind jedoch selten.

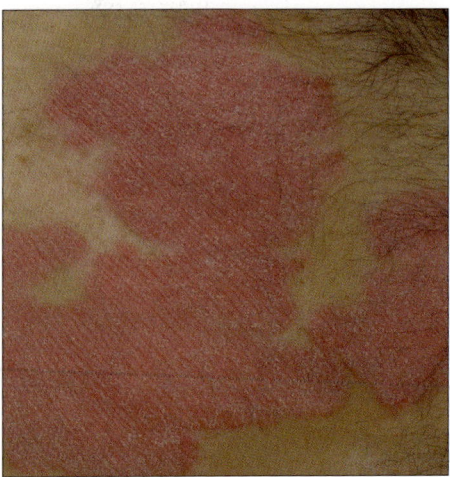

Psoriasis vulgaris

Ursache: Die Psoriasisneigung ist genetisch veranlagt. Der Ausbruch der Hauterscheinungen wird durch sog. Triggerfaktoren ausgelöst. Dazu zählen Infekte (oft Streptokokken-Infekte der oberen Luftwege) und Medikamente (Beta-Blocker, Lithium). Als weitere Risikofaktoren werden Übergewicht, Diabetes und erhöhte Blutfette diskutiert.

Behandlung: Die auslösenden Faktoren (Trigger) sind zu suchen und falls möglich zu beseitigen. Um die chronischen Entzündungsherde bekämpfen zu können, sollten zuerst die groben Schuppen mit Hilfe von Salicylsäure abgelöst werden.

Diese darf nicht in größeren Mengen aufgetragen werden, da sie über die kindliche Haut schnell aufgenommen werden kann und Nebenwirkungen auslösen kann. Danach erfolgt die Therapie der Entzündungen. Dafür werden Kortisonsalben verwendet. Die gesteigerte Zellneubildung kann durch Vitamin-D3-Analoga und Dithranol beeinflusst werden.

Innerliche Therapien mit Immunsuppressiva und sog. Biologicals sind für Härtefälle vorbehalten und erfordern, dass alle anderen Therapieoptionen erfolglos waren. Keine UV-Therapien (UV-B) vor dem 13. Lebensjahr!

Acne vulgaris (Akne)

Die Akne ist die wohl häufigste Hauterkrankung im Jugendalter. Die Häufigkeit liegt bei 60-80% aller 12-25-Jährigen. Es besteht eine familiäre Vorbelastung. Die Akne ist gutartig, aber für die betroffenen Jugendlichen in einer prägenden Zeit oft kosmetisch sehr belastend.

Aussehen und Verlauf: Das Bild der Akne wird durch Mitesser (Komedonen), Papeln und Pusteln (Pickel mit gelblichem Pfropf) auf meist glänzender, fettiger Haut geprägt. Am häufigsten tritt sie im Gesicht, am Dekolleté und am oberen Rücken auf.

Der Verlauf ist sehr individuell und kann von vereinzelten Pickelchen bis hin zu einer schweren, zu Narben neigenden Acne conglobata reichen.

Die Acne fulminans ist eine schwerwiegende Komplikation, die mit einem massiv entzündlichen Acne conglobata-Schub, Fieber und Gelenkbeschwerden einhergehen kann. Sie ist selten und betrifft meist Jungen im Alter von 13-16 Jahren.

In seltenen Fällen (ca. 5%) können die Aknesymptome bis zum mittleren Erwachsenenalter andauern.

Ursache: Eine gewisse Veranlagung zu unreiner Haut ist wohl genetisch bedingt. Dennoch hängt die Entstehung der Akne von vielen Faktoren ab. Hormonell wird eine übermäßige Talg- und Fettproduktion bedingt. Zugleich verhornen die Talgdrüsenausführungsgänge, was einen Rückstau des Talgdrüsensekrets und einen sackartig erweiterten Talgdrüsenfollikel zur Folge hat. Eine erhöhte Keimzahl an Propionibacterium acnes und Staph. epidermidis besiedelt die Talgdrüsen und führt dort zu Entzündungen. Gewisse Lebensmittel wie Milchprodukte und zucker- und fetthaltige Produkte stehen im

Verdacht, die Akne zu verstärken. Selten kann die Akne auch durch andere Medikamente verursacht sein.

Behandlung: Die Aknebehandlung gestaltet sich je nach Befund sehr individuell. Nur etwa ein Drittel der Aknepatienten benötigt medizinischen Rat, die restlichen Jugendlichen kommen mit einer freiverkäuflichen Aknetherapie gut über die Pubertätsjahre hinweg.

> **Grundsätzlich sollte bereits bei der Pflege einiges beachtet werden:**
>
> + keine rückfettenden Cremes und Salben, nur leichte Gels oder Lotionen
> + milde, seifenfreie Reinigungsprodukte
> + Styling-Produkte (Gel, Haarspray) im Bereich der Stirn meiden, können Talgdrüsenfollikel zusätzlich verstopfen
> + immer antikomedogene Sonnenschutzpräparate und Make-ups verwenden

Medikamentöse Therapie: Schälpräparate: Vitamin-A-Säure und Benzoylperoxid, Nebenwirkungen bestehen vor allem in trockener, gespannter Haut und einer erhöhten UV-Licht-Empfindlichkeit. Antibiotikahaltige Cremes (z.B. Erythromycin/Clindamycin) bergen die Gefahr der Resistenzentwicklung.

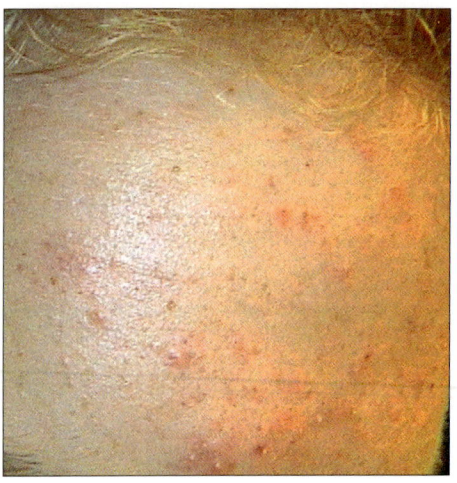

Acne vulgaris

Antibiotikahaltige Tabletten (Doxycyclin, Erythromycin) sollten für mindestens 2-3 Monate genommen werden. Die Nebenwirkungen sind auch hier Resistenzentwicklung, Lichtempfindlichkeit. Man darf sie keinesfalls zusammen mit Milchprodukten einnehmen, sonst sind sie wirkungslos.

Minderung der Talg- und Fettbildung durch Antiandrogenhaltige Antibabypillen bei Frauen und Vitamin-A-Säure (Isotretinoin) Tabletten bei Männern! Strenge Auflagen bei Frauen, da bei einer Schwangerschaft Missbildungsgefahr besteht. Regelmäßige Blutkontrollen sind notwendig, um die mögliche Erhöhung der Blutfette und Leberwerte sofort in den Griff zu bekommen. Trockene Haut und Schleimhäute (vor allem Lippen), hohe Sonnenbrandgefahr, Lichtschutz!!

Therapiebegleitende, fachmännisch durchgeführte Eröffnung von Pickeln und Komedonen (Aknetoilette) in regelmäßigen Abständen.

Es empfiehlt sich gesunde Lebensweise, nicht rauchen, wenig Zucker und Fett, wenig Milchprodukte. (Siehe Seite 47)

Periorale Dermatitis

Die periorale Dermatitis ist eine sehr häufige Hauterkrankung der Jugend und des jungen Erwachsenenalters. Im Kindesalter ist sie eher selten.

Aussehen und Verlauf: Meist zeigen sich die Papeln und Pusteln auf gerötetem Grund um den Mund und um die Nase herum. Im Allgemeinen sind sie symptomlos, manchmal wird ein leichtes Brennen beobachtet. Bei längerem Bestehen der Hauterscheinungen können sich auch leichte Ekzeme entwickeln.

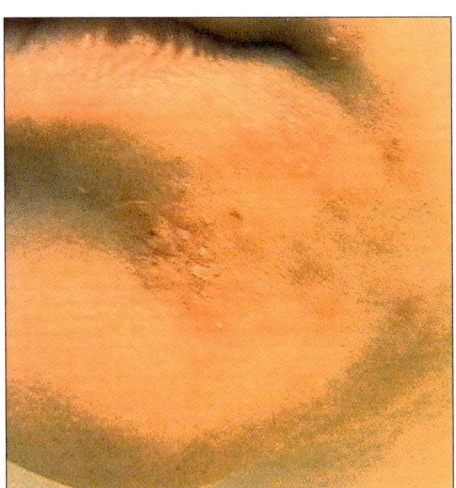

Periorale Dermatitis

Ursache: Triggerfaktoren sind kortisonhaltige Cremes, die oft aus Unwissen verwendet werden und zu fetthaltige, übertriebene Pflegemaßnahmen des Ge-
sichts.

Behandlung: Sofortiges Absetzen aller
Cremes und Pflegeprodukte, getreu dem
Grundsatz „weniger ist mehr". In erster
Linie müssen die Kortison-Präparate abgesetzt werden. Bei ausgeprägtem Befund dürfen allenfalls leicht antibiotikahaltige Cremes oder Gele angewendet
werden!

5. Häufige Erkrankungen der Mundschleimhaut

Orale Candidiasis (Mundsoor)

Der Mundsoor ist eine häufige, gutartige Infektion der Mundschleimhaut mit Hefepilzen. Diese sind in normalem Maß ständiger Bestandteil unserer gesunden Schleimhaut. Ihr Nachweis ohne begleitende Krankheitssymptome sollte nicht als Krankheit bewertet werden! Kommt es zu übermäßigem Erregerwachstum, können Hauterscheinungen die Folge sein.

Aussehen und Verlauf: Er zeigt sich in Form weißlicher, schlecht ablösbarer Beläge auf geröteter Wangen- und Zungenschleimhaut. In einigen Fällen werden zudem gerötete, nässende, teils aufgerissene Mundwinkel, genannt Perlèche, beobachtet.

Ursache: Übermäßiges Erregerwachstum, meist des Hefepilzes Candida albicans, kann durch Störung der gesunden Schleimhautflora nach z. B. Antibiotika- oder Kortisontherapie entstehen. Auch jegliche Schwächung des Immunsystems oder Diabetes können ursächlich sein. Bei einigen Babys mit Mundsoor liegt begleitend eine (Candida-) Windeldermatitis vor. Auch die liebevolle Geste von Eltern, einem weinenden Säugling zum beruhigenden Nuckeln den Finger anzubieten, wird als Auslöser vermutet!

Behandlung: Empfohlen werden Miconazol- oder Nystatin-haltige Mundgels mehrmals täglich. Eventuelle Begleiterkrankungen (Windeldermatitis, Diabetes) sollten gut behandelt werden.

Gingivostomatitis herpetica

Unter dem schmerzhaften Krankheitsbild leiden meist kleine Kinder im Alter von 1-3 Jahren.

Aussehen und Verlauf: Im Bereich der Lippen- und Mundschleimhaut finden sich gruppiert stehende Bläschen und offene Schleimhautstellen. Oft ist auch die den Mund umgebende Haut betroffen. Begleitend bestehen oft Fieber, Lymphknotenvergrößerungen am Kinn-Hals-Übergang sowie richtiges Krankheitsgefühl. Die Hauterscheinungen sind äußerst schmerzhaft, weshalb sich die betroffenen Kinder oft weigern zu essen oder zu trinken. Ohne Therapie heilt das Krankheitsbild nach 10 bis 12 Tagen wieder ab.

Ursache: In den meisten Fällen ist der Herpesvirus HSV-1 der Auslöser.

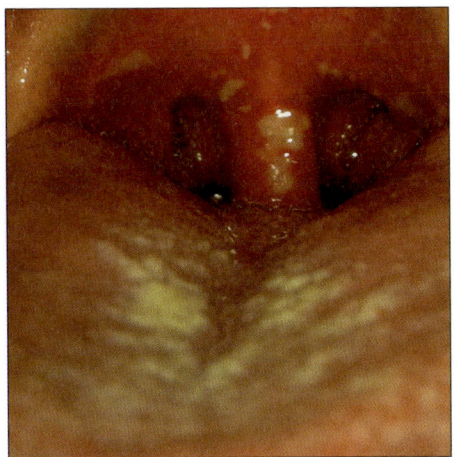

Gingivostomatitis herpetica (Erwachsenenbild)

Behandlung: An erster Stelle stehen die Schmerzerleichterung und die ausreichende Versorgung des Kindes mit Flüssigkeit, um eine Austrocknung zu verhindern. Das Herpesvirus kann mit Aciclovir über die Vene oder als Tabletten für 5-7 Tage behandelt werden. Mundspülungen mit schmerzlindernden Inhaltsstoffen oder Kamillenextrakt erleichtern dem Kind den Verlauf.

Aphten

Eine Aphte ist ein zum Teil äußerst schmerzhafter Ulcus mit weißlichem Fibrinbelag, der an Schleimhäuten im Mund- und im Genitalbereich zu finden ist.

Ursache: Die Ursache ist unbekannt.

Behandlung: Zur symptomatischen Behandlung von Aphten werden schmerzstillende Wirkstoffe in Form von Mundspülungen, Gels und Salben (z. B. Lidocain) eingesetzt.

6. Häufige Erkrankungen der behaarten Kopfhaut

Alopezia areata (kreisrunder Haarausfall)

Der kreisrunde Haarausfall ist die häufigste Form von kindlichem Haarausfall. Er tritt oft zusammen mit anderen Autoimmunerkrankungen (Weißfleckenkrankheit, Schilddrüsenerkrankungen) auf.

Aussehen und Verlauf: Am behaarten Kopf bilden sich plötzlich symptomlose, völlig haarlose Bereiche. Die kleinen Follikelöffnungen sind noch erhalten, am Rand sind kurze, leicht zu zupfende Haare (sog. Ausrufezeichen-Haare) zu erkennen. Die Haare der Augenbrauen, Wimpern, und Achsel- und Schambehaarung können mitbetroffen sein.

Der ausgeprägteste Befall ist die Alopezia areata totalis (selten), die mit dem kompletten Verlust aller Körperhaare einhergeht. In den meisten Fällen wachsen die Haare im Laufe eines Jahres wieder nach, manchmal deutlich heller durch fehlendes Pigment. Bei einigen Kindern kommt es immer wieder zu neuen Herden.

Ursache: Die genaue Ursache ist noch nicht gefunden. Eine entzündliche Autoimmunreaktion sowie eine genetische Komponente werden vermutet. Äußere Faktoren, die die Krankheit auslösen können (Triggerfaktoren) sind Infektionen und Stress.

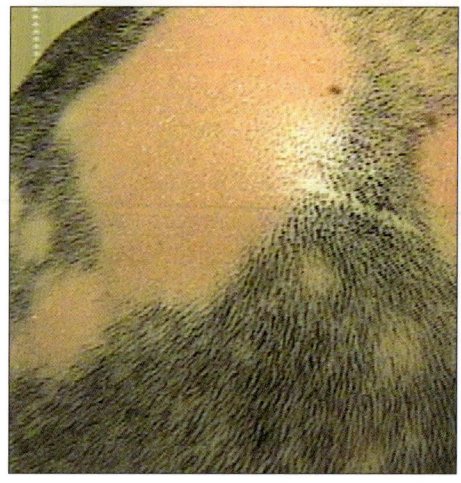

Alopezia areata (Erwachsenenbild)

Behandlung: Eine ursächliche Therapie gibt es bisher nicht. Aufgrund des meist von allein wieder einsetzenden Haarwachstums sollte in erster Linie abgewartet werden! Behandlungsversuche mit kortisonhaltigen Cremes, Dithranol, Minoxidil-Lösung oder eine Kontaktimmuntherapie sollten daher gut abgewogen werden.

Pediculosis capitis (Kopfläuse)

Der Kopflausbefall kommt vor allem bei Vorschul- und Schulkindern vor. Die Kopfläuse werden durch direkten Körperkontakt von Kind zu Kind übertragen.

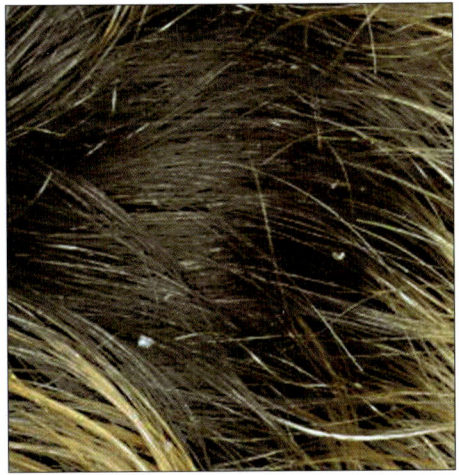

Pediculosis capitis (Erwachsenenbild)

Aussehen und Verlauf: Hauptsymptom ist der oft starke Juckreiz, vor allem nachts. Am Hinterkopf und hinter den Ohren sind manchmal kleine rote Papeln erkennbar. Meist finden sich aber nur schwer abstreifbare Lauseier oder leere, helle Eihüllen (Nissen), die knapp über der Kopfhaut an den Haarschäften kleben.

Ursache: Erreger sind die parasitären Kopfläuse. Ohne Körperkontakt überleben die Kopfläuse nur wenige Stunden.

Behandlung: Die Läuse werden durch das einmalige Aufbringen einer Permethrin-haltigen Flüssigkeit abgetötet. Zur Sicherheit sollte diese Behandlung etwa 8-10 Tage nach der ersten Behandlung wiederholt werden. Alternativen sind die Wirkstoffe Pyrethrumextrakt und Dimeticon. Zusätzlich muss immer die Entfernung der Läuse und Nissen aus dem mit einer Haarspülung vorbehandelten Haar mit Hilfe eines speziellen Nissenkamms erfolgen! Die Kinder dürfen bereits einen Tag nach der ersten Therapie wieder in den Kindergarten oder zur Schule gehen!

Tinea capitis

Pilzbefall der behaarten Kopfhaut wird Tinea capitis genannt. Die Microsporie ist die häufigste Form im Vorschul- und Schulalter. Der Erreger Microsporum canis wird durch Kontakt zu infizierten Tieren oder von Mensch zu Mensch, selten über Sporen im Erdreich, übertragen.

Aussehen und Verlauf: Man unterscheidet eine oberflächliche Form (Microsporie, Befall der Haaroberfläche) und eine tiefe Form (tiefe Trichophytie, Befall des Haarschafts und der Unterhaut).

Die oberflächliche Form (Microsporie) zeigt scharf begrenzte haarlose Herde mit hellgrauer Schuppung. Die schwarzen Punkte entsprechen den kurz oberhalb der Kopfhaut abgebrochenen Haaren. Der Haarausfall ist rückläufig.

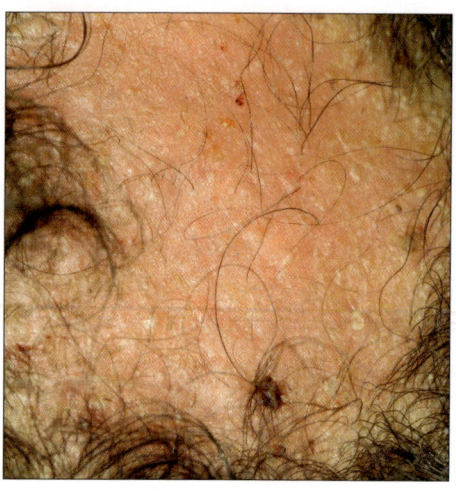

Tinea capitis (tiefe Trichophytie)

Bei der tiefen Form (tiefe Trichophytie) kommt es am behaarten Kopf oder im Gesicht zu stark juckenden Bläschen und Pusteln, die sich im weiteren Verlauf in krustig-belegte, nässende Plaques oder Knoten umwandeln. Begleitende Symptome können Fieber sowie vergrößerte Lymphknoten an Hals und Nacken sein. Manchmal kann es aufgrund vernarbender Abheilung zu dauerhaftem Haarverlust kommen.

Ursache: Der häufigste Erreger bei uns ist Microsporum canis (Microsporie), seltener Trichophyton-Arten (tiefe Trichophytie).

Behandlung: Bei ausgeprägtem Befall sollte immer eine innerliche Therapie (z. B. Griseofulvin, Off-Label-Use: Itraconazol, Terbinafin, Fluconazol) begleitend zur Therapie mit Cremes erfolgen. Die Behandlungsdauer liegt zunächst bei 4 Wochen. Danach sollte eine erneute Pilzkultur angelegt werden. Bei weiter nachweisbarem Pilzbefall sollten die oben genannten Therapien für weitere 2 Wochen durchgeführt werden. Dieses Vorgehen muss bis zum endgültigen Vorliegen einer negativen Pilzkultur fortgesetzt werden! Im Fall bakterieller Besiedelung müssen eventuell zusätzlich Antibiotika gegeben werden. Wichtig ist die Mitbehandlung befallener Tiere.

Anhang

- Quellenangaben

- Bildnachweise, Impressum

- Vita Dr. med. Antje Söller

- Vita Dr. med. Stefan Duve

Quellenangaben

Gieler, Uwe: Die Haut als Spiegel der Seele. Knaur 2007

Ders.: Die Sprache der Haut. Das Wechselspiel von Körper und Seele. Patmos Verlag 2005

Ders.: Psychosomatik der Haut – Das Haut-Ich. Plenarvortrag im Rahmen der 56. Lindauer Psychotherapiewochen 2006 (www.lptw.de)

Gieler, U.; Harth, W.: Psychodermatologie. In: Der Hautarzt. Zeitschrift für Dermatologie, Venerologie und verwandte Gebiete. Band 59, Heft 4. S. 287. Heidelberg, Springer Medizin Verlag April 2008

P. Höger, Kinderdermatologie, Differentialdiagnostik und Therapie bei Kindern und Jugendlichen 3. Auflage. Schattauer Verlag 2011

Braun-Falco, Plewig, Wolff, Burgdorf, Landthaler: Dermatologie und Venerologie, 5. Auflage

Schwarz, Luger: Handbuch Dermatologie 2010. Derma up date

Abcok, Cremer: Häufige Hautkrankheiten im Kindesalter: Klinik-Diagnose-Therapie 2006

Fölster-Holst: Kleiner Atlas der pädiatrischen Dermatologie 2008

Mitschenko, A. V.; Lwow, A. N.; Kupfer, J.; Niemeier, V.; Gieler, U.: Neurodermitis und Stress. Wie kommen Gefühle in die Haut? In: Der Hautarzt. Zeitschrift für Dermatologie, Venerologie und verwandte Gebiete. Band 59, Heft 4. Heidelberg, Springer Medizin Verlag April 2008

Ruge, Nina; Duve, Stefan: Das Geheimnis gesunder und schöner Haut. Gräfe und Unzer 2008

Zabel, Maria: Das hautkranke Kind. Viavital Verlag 2006

Leitlinien der Deutschen Dermatologischen Gesellschaft DDG (Neurodermitis, Hämagiom, Skabies)

Deutsche Dermatologische Gesellschaft: www.derma.de

Deutsche Haut- und Allergiehilfe e.V.: www.dha-immuntherapie.de/neurodermitis.html

Deutscher Neurodermitisbund: www.dnb-ev.de

AWMF online, Leitlinien der Deutschen Dermatologischen Gesellschaft (DDG), S2-Leitlinie Dermatologie: Neurodermitis

BILD Zeitung: Tipps bei Akneproblemen, 14.11.2011

Deutscher Allergie- und Asthmabund e.V.: www.daab.de

Deutscher Psoriasis-Bund e.V.: www.psoriasis-bund.de

www.netdoktor.de

www.hautstadt.de

www.allergien-neurodermitis.de

Anaphylaktischer Schock, in: Ratgeber Allergie in www.stern.de

Bildnachweise

Dr. med. Antje Söller, Dr. med. Stefan Duve, Haut- und Laserzentrum an der Oper

S. 84; 3 Bilder S. 85; 3 Bilder S.86; 122; 123; 131; 2 Bilder S.135; 136; 137; 142; 144; 148; 152; 155; 158; 164; 174; 175; 178; 179; 182

Prof. Dr. med. Wilhelm Stolz, Klinik für Dermatologie, München Schwabing

S. 84; 4 Bilder S. 85; 2 Bilder S. 86; 120; 138; 132; 138; 139; 140; 146; 149; 150; 153; 154; 156; 159; 161; 160; 162; 164; 176; 183; 184

Dr. Kathrin Ramrath, Klinik für Dermatologie, München Schwabing

S. 171; S. 184

Wikimedia Commons

S. 84; 121; 121; 124; 125; 126; 127; 2 Bilder S. 128; 129; 134; 139; 143; 2 Bilder S. 151; 166; 167; 168; 2 Bilder S. 169; 2 Bilder S.172; 176; 181

Impressum

© 2012 FRIEDERIKE HEYNE EDITION – Heyne Verlagsagentur GmbH München

Die Informationen in diesem Buch stellen die Erfahrung bzw. Meinung der Verfasser dar. Sie wurden von ihnen nach bestem Wissen erstellt und mit größtmöglicher Sorgfalt geprüft.

VERLAG	FRIEDERIKE HEYNE EDITION
	Heyne Verlagsagentur GmbH, München
DTP + PRODUKTION	Zwiebler Design, Aying
DRUCK + BINDUNG	Firmengruppe APPL sellier druck GmbH, Freising
ISBN	978-3-87103-037-6

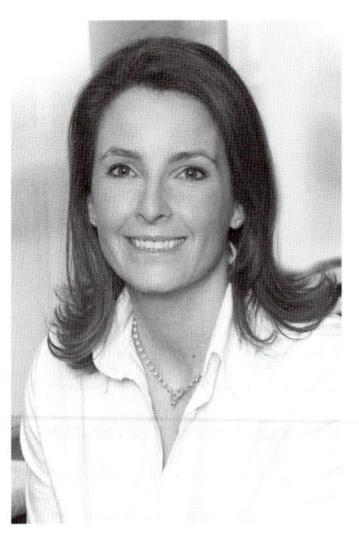

Dermatologin Dr. med. Antje Söller

Dr. med. Antje Söller studierte Humanmedizin an der Ludwig-Maximilians-Universität in München. Nach ihrer ärztlichen Tätigkeit in der diabetologischen Abteilung des Städtischen Klinikums München-Schwabing war sie dort Assistenzärztin in der dermatologischen Abteilung. Die Facharztausbildung zur Hautärztin absolvierte sie in der Abteilung für Dermatologie und Allergologie des Städtischen Klinikums München-Schwabing sowie im HAUT- UND LASERZENTRUM AN DER OPER in München. Seit Anfang Mai 2004 ist Antje Söller, selbst Mutter von zwei Kindern, im HAUT- und LASERZENTZRUM AN DER OPER tätig, wo sie unter anderem die Kindersprechstunde leitet.

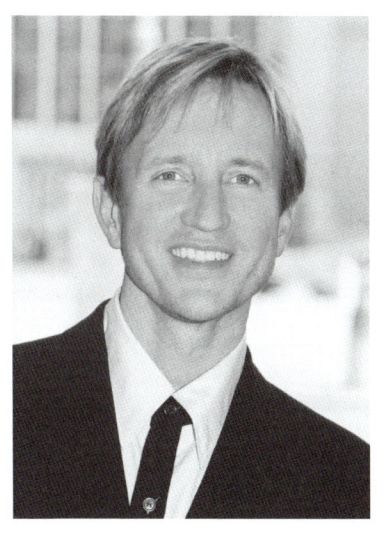

Dermatologe Dr. med. Stefan Duve

Nach dem Studium der Humanmedizin an der Ruhruniversität Bochum und der Universität in Bonn war Dr. med. Stefan Duve mehrere Jahre in der Pathologie, der Radiologie und der Anästhesiologie der Ludwig-Maximilians-Universität München am Klinikum Großhadern tätig. Es folgte die Weiterbildung zum Facharzt für Haut- und Geschlechtskrankheiten in der Klinik für Dermatologie und Allergologie in Davos / Schweiz, der New York University, NYU und der Hautklinik der Technischen Universität München am Biederstein. Seit 1995 ist er Mitinhaber des renommierten HAUT- UND LASERZENTRUMS AN DER OPER in München. 2008 veröffentlicht Dr. med. Stefan Duve, gemeinsam mit der Fernsehjournalistin Nina Ruge, das Buch „Das Geheimnis gesunder und schöner Haut" (Gräfe und Unzer Verlag).

2009 bringt er unter der Dachmarke DOCTOR DUVE Medical Skin Care seine Pflegelinie DOCTOR DUVE ANTI-AGING auf den Markt. Ende 2010 launcht er DOCTOR DUVE BABIES & KIDS, Europas erster Doctorbrand für Babys und Kinderhautpflege.

Weitere Informationen, Hinweise und praktische Tipps rund um das Thema Kinderhaut finden Sie auch im Internet unter

www.kinderhautbuch.de